知的生きかた文庫

食生活が人生を変える

東城百合子

元気に生きぬくモト！
細胞の一つひとつが強くなる「自然療法」——はじめに

「根のごとく枝葉は出る」と言います。

病気、不幸は根（心）があって枝葉に出てきた現象にすぎません。でも、私達はその出てきた枝葉である病気、不幸を何とかしようとあせる。

私も二十代の頃、肺結核で生死の境をさまよい、死にかけました。栄養学を勉強していますから、栄養を摂って体力をつけなければと、無理してバターや卵、肉を食べても病気は悪化するばかり。

そんなとき、「結核菌は酸性の血液の中では喜んで育つが、アルカリ性の浄化された血液の中では死んでしまう。栄養が必要だなどと言って、消化もできない弱った体で、血液を汚す動物性の肉や卵ばかり食べていたら、血液は汚れ結核菌は喜んで巣喰う。頭をきりかえて自然を見ろ。母なる大地に帰るのだ。大地が養う生命力ある食物に帰れ」と、医者である兄の友人に叱咤《しった》激励されました。

そこで私は、この医師の言うように、大地が育てる玄米菜食と野草、薬草、自然の手当て法へ、思いきって大転換しました。そして、当時、結核は治らなくて死んでいく人が多い時代でしたが、「自然の力」をいただき、おかげで死の病から立ち上がることができたのです。

また、私は乳児のときの怪我で股関節が半分に折れ、尾骨はつぶれ、左の膝小僧もつぶれ、足が不自由です。医学的には車椅子が必要不可欠だと言われていますが、七十をすぎ、八十歳に近くなった今も、この自然の力を皆さんにお伝えしたくて、杖の助けを借りながら歩いて全国をまわっています。これも自然の食物、自然の手当て法の助けあってのことです。

不自由だし、健康な足腰の方々とは違う。それでも義足だったり、足を失って車椅子なら人のお世話にならなくてはいけないのに、弱くても私の足は今日も私と一緒にいてくれてがんばってくれる。ありがとうと思う。健康な足腰の人と比較せず、私はこれで育てばいいんだ。幼いときから、両親のはげましと愛情の中で、そう思って生きてきました。人が私のことを不幸という中で、これも今の私を育ててくれた恩師で、決して不幸なことではありませんでした。

幸せも不幸も、不自由、不平不満も、自分の中にある生きかた、考えかたです。不幸と思われる中に希望が光っている。暗雲のかげに必ず太陽が待っている。幸せはこの中にありました。日々の歩みの中で学び鍛えられてきた日々を、今しみじみとありがたかったと思っています。

この本の母体は、別著『家庭でできる自然療法』です。結核で死にかけたとき自然の力の尊さを教えられ、この力のすばらしさをお伝えすべく体験を通し学んだ集録です。この本は広告、宣伝をいっさいせず、書店にも出すことはしませんでしたが、人から人に伝えられ、今では七十五万部が世に出ています。これも人間の力というより自然の成す業と思い感動します。

「宝は足もとに、幸せは心とともに」あり。

読者の皆さまもこの書を通して、実践し行動することで体が教えてくれるでしょう。

皆さまの上に健康で幸せな日々があることを祈ります。

東城百合子

食生活が人生を変える／もくじ

Step 1　自然の摂理を知れば、「見えない力」を味方にできる

Step 2

「細胞の動きを正し、生命力を強める」食事のしかた

Step 3

〝九十歳で若者のごとき〟長寿者に共通する生活習慣

Step 4

治りにくい病も、肝臓・腎臓が回復すれば健康はもどる

Step 7 家庭で誰でもできる「病気別・自然療法」

本文イラスト◆高橋沙織

Step1

自然の摂理を知れば、「見えない力」を味方にできる

体には宇宙のしくみがつまっている

脳血栓や心臓病・高血圧・糖尿病などが、十年間で二倍にふくれ上がってしまいました。つい先日まで元気でいた人が突然入院したり、亡くなったり、そこまでいかなくても、調子が悪いので薬を飲んでいるという人が多いようです。

こうした中で、薬を使わず、自然の力を生かして生命力を強める「自然療法」を実践する人たちも増えています。

「現代医学ではもうお手上げというガン患者が自然療法で助かるなんて、うそでしょう」と言う人が大勢いますが、自然療法はいのちの源である自然に帰る道で、病気治しではありません。自然に帰る心を養うことで、生きかた、考えかたをかえた生活が、結果として病気を治すのです。

いのちは自然からのいただきもの。この体は小宇宙で、宇宙につながるエネルギーです。神経はすべての細胞を動かしています。そして、その神経は宇宙につながっているのです。

内臓にしても、自分で動かしているわけではありません。心臓も肺も、すべて宇宙のいのちの根源とつながっているのです。私達は、その無限の大いなる力によって支えられ、生かされています。

ですから、ある一面だけをとらえて病気を治そうとしても、病のもととなったゆがみ、宇宙のしくみに反した流れそのものを正さなければ、治ったことにはならないのです。

一方、現代医学は解剖からはじまった学問です。死んだ体の解剖ですから、そこにいのちはありません。それを細かく分析してバラバラにして発達してきたので、治療は一つひとつ違います。だから内科、婦人科、外科と細分化しています。そして、出てきた病気という現象をとらえ、それを薬や手術、臓器移植などで治すのです。

それは、枝葉として出てきた部分を何とかしようとするのであって、人間のいのちである根は考えていないのです。だから薬で攻撃し、手術や移植がだめならもうだめということになってしまうのです。

つまり、医学と自然療法は根底から考えかた、追究のしかたが違うのです。

だからと言って、医学はだめだと言っているのではありません。自然療法では間に合わなくて、手術や点滴で助かる人も大勢いますから大事だと思います。大事なことですが、病院と縁がないように日々の生活に気をつけ、いのちの流れを大切にして生きるのもひとつの道。これが自然療法です。

では、自然に帰る健康的な生活は何から生まれるかというと、まず衣、食、住です。衣は、化学繊維ではなく木綿、毛、絹が自然です。上着は化繊でやむを得ないとしても、一日一リットルも汗を出すというのですから、下着だけは木綿が良いでしょう。ところが、この頃の若い人は、いきなり化繊の下着をつけます。これは保温、吸湿とともに神経にもマイナスで健康的ではありません。

寝具にしても、ふかふかのベッドやふとんでは背骨が曲がるので、せんべいぶとんが良いのです。枕も、小豆やソバがら、パイプが頭を冷やし、血行を助けます。私は敷ぶとんの上にパイプのマットを敷き、パイプ枕で休んでいます。幼いときの怪我で骨が曲がっているので、これでずいぶん助けられてきました。

住について言えば、物質文明がつくり出す騒音はカルシウムを消費しますから、イライラしやすいと言えます。豊かな自然の中に行くと安らぐのも、都会に自然のエネルギーが失われているからです。

食については、手づくりを心がけることです。機械が大量生産する食べものに心などありません。見せかけだけなら、人工甘味料、化学調味料や種々の食品添加物でごまかしもききます。これでは心がなく、いのちが消えるのもしかたのないことです。

最近の栄養学の研究では、心や脳の働きが、未精白穀類のデンプン質のような自然なデンプンと、精白した穀類デンプンや砂糖のような精製しすぎたデンプンとでは、大いに違うことがはっきりしてきました。

赤痢菌の一種である駒込菌の発見者で、文化勲章を受章された東大名誉教授の二木謙三博士は、玄米博士と言われたくらい玄米食者としてよく知られています。先生は昭和四十一年、九十二歳で天寿をまっとうされるまでの七十数年間、玄米菜食で健康そのものでした。池袋から東大まで歩かれたと言います。

医者の家に育った先生は、患者からのもらいものでお菓子の山と肉と魚の食生活を送っており、子どもの頃から病弱でした。小学校も二年遅れ、旧制中学は二十歳でやっと卒業できたという気の毒な前半生で、その間、胃腸病、ぜんそく、ノイローゼ、腎臓病、皮膚病と、病苦の連続だったのです。一人前の丈夫な体になりたいと夢見ていたのでしょう。脚気《かっけ》に悩まされていた軍隊が、精白米に精白しない麦を三割入れ、脚気をはじめとする病人をへらしたという話を聞いて、麦食にして、調子の良いことがわかると、さらに玄米に着目され、実行していかれたということです。

それから日一日と健康になられ、しかも医薬品で治らなかった病気が食事の改善でうそのように治ったのです。二木先生はこの経験をもとに、それからは細菌学の研究のかたわら、一生涯を玄米食啓蒙運動に捧げられました。

ラクをして健康を求める横着さが不健康を呼ぶ

今の世の中は、こうした自然療法の考えかたとは大きく異なり、ラクをして手っとり早く健康になりたい人であふれています。○○さえ食べれば病気が治る、その栄養素さえ食べれば病気が治せると、うのみにしている人が多いので、困ったことだと思います。

うちの相談室を訪れる方々も、この種の病人が多いのです。

例えば牛乳と卵の健康法で、ご飯もろくに食べずに、手っとり早い添加物入り加工食品と牛乳と卵で毎日暮して腎臓を悪くし、無脳児が産まれてしまったという実例があります。

玄米健康法の人は、朝から晩まで「玄米でなければ人にあらず」式に、玄米とゴマとヒジキにとりつかれて、きつく真黒な顔になりコリコリになっていました。そのため、肝臓のひどい疲労がありました。ここに心のひずみがあり、結果として病を呼んでしまったのです。

ビタミンに関してもそうです。ビタミンが不足しがちとなれば、日々の食生活の改善を考えることもせずに、せっせと高価なビタミン剤を胃袋に流しこんでいるようです。また、頭を良くするにはカルシウムが大切と聞けば、カルシウム剤を流しこむ。ある一定の食べものを大量に食べ、健康食品、強化食品、科学的にできあがったビタミン、ミネラル類をとることが、健康につながるといった風潮さえあります。

しかし、子どもにカルシウム剤をやたらに飲ませて細胞が硬化し、新陳代謝障害や、結石、胆石をつくったりする例もあります。

不自然なとりかたが不自然さを残すのは、しかたがないことです。栄養は薬では補えません。今は、栄養は自然の食物からとるという ごく当たり前なことがずれてしまっていることや、便利なもので健康を買おうとする横着さが、むしろ病気や不幸の温床となっていることに気づかなくなってしまっているのです。

昔から人は不老長寿の薬を探し求め、万病に効くものにあこがれてきました。日本でも紅茶キノコ、ヨーグルト、アロエ、青汁とさまざまなブームがありました。紅茶キノコなどはすごいブームで、日本中をのし歩きましたが、今はまったくその姿を消しました。本物であれば風雪に耐えて残るはずです。

健康は食生活ぬきにはできません。また、ひとつの栄養素、ひとつの食物で論じるというのはあまりに部分的すぎるのです。

根っ子が育たないと、枝も葉も実も枯れてしまう

部分的に論じたものに減塩があります。塩が良くないから塩をへらせとなれば、やたらと塩をへらして、体のバランスをくずし、だるくて動けなくなった人もいます。

また、塩をへらして梅干しが腐ったという話も聞きます。そのため、焼酎を入れたり、防腐剤を入れた梅干しや漬物も登場する始末です。これでは本末転倒です。今までおいしくできていたのになぜそれを続けなかったのか。そこに心のひずみ、生きる姿勢のずれがあり、ここにこそ気づくべきなのです。

食べものは生きものです。科学がどんなに進歩しても、理論でいくらおしまくっても、真理に反するものは必ずそのように表現して教えてくれます。その出てきたものを見て植え直さない限り、正されません。病気、不幸、災難も同じ。すべて、根の間違いを知らせてくれているのです。

体の健康を願い、運命の健康を望む。幸せに生きたといっても、この日々の生活が健康でなければ、足もとからしっかり根づくはずがありません。

枝葉がよく繁った大木を見れば、根の深さがわかります。

根は土の中にあって見えなくても、根のごとく枝葉は繁るので、枝葉の具合を見れば、根はどれだけかがわかります。枝葉が育って早く実がなることを望んでも、根が育たないと枝葉は枯れます。

根は心（生きかた、考えかたの精神世界）、幹は自律神経で、枝葉は体を構成している内臓諸器官です。根と幹（心と自律神経）はつながっていますから、心のごとく神経は働き、六十兆の細胞を動かして体に伝えます。細胞の一つひとつは神経そのものの働きです。

明るい心で喜んでいるとき、心のごとく細胞はいきいきと働き、血液もよどみなく流れ、毒素も公害も流すくらいのエネルギーを与えられます。

逆に、暗く狭くとらわれた心は神経を疲労させ、働きをにぶらせるので、細胞も心のごとく閉ざされて自由に働きません。それで内臓の働きも弱まり、毒素や疲労素も残されてしまい、不健康と縁ができてしまうのです。

脳のしくみを見ても、神経と心はすべてつながっていますから、体も精神も生活もすべて生きかた、考えかたの心の姿が根のごとく枝葉に出てきます。

その神経は、人間が動かしているのではありません。心臓、肺、胃腸の働きは自分で動かしているのではなく、自然の働きです。この働きがスムーズなら、神経は宇宙につながるので体も健康です。病気や不幸や災難にみまわれるのは、不自然さやトラブルの根があるからです。その出てきた枝葉から、もとになった根を探せばいいのです。

食物の摂取のしかたひとつにしても、心が育たないと、便利で簡単で合理的なインスタント的な加工食をとりこみ、その蓄積が不健康を生むことになってしまうのです。

私の親友で刑務所の栄養士をしている人がいます。ここは安い食費ですから、麦が四割も入る真黒いご飯です。ヒジキなどの海草、ゴマ、根菜類や大豆をよく使い、呉汁などもよく献立に加えると聞きます。

これらは健脳食（脳を健康にする食事）です。心の開発を考えて、すべて手づくりなのです。そうした食事を続けると、考えかたも落ち着いてきて、心がかわり、いきいきと働き出すと言います。食べものと心のつながりを本当に考えさせられると言っていました。

生きているのか、生かされているのか

健康になりたい、幸せになりたいと、人は願うものです。「ではその幸せや健康は根ですか？　それとも出てきた枝葉ですか？」とたずねると、誰もが「根です」と答

えます。

しかし、これは根ではなく葉なのです。「健康や幸せや自由や平和といった、人間が願うことがらは見えないいのちです。根から実って現象として出てきているのですから、枝葉です」と私が言うと、びっくりしています。

健康も幸せも不幸も病気も、枝に実った実なのです。この辺からすでに考えかたが違って、健康という願いばかり追いかけて根を枯らすから、不健康の実りばかり出てきてしまうのです。

体の健康ばかり追いかけても、毎日の生活が健康的でなければ実現しません。その生活とは先にもふれましたが、衣、食、住、人間関係です。ですから願いばかり先行しても、健康体に導く生活ができていなければ、願いとは裏腹な心のようにしか出てこないのです。

生活を健康にしようと思うなら、心を健康にしなくては難しいのです。心の健康とは、どう生きるか、どう考えるかです。それによって行動が違ってくるのです。

食についても、いのちの尊さがわからなければ一時しのぎの三日坊主で終わります。朝の目覚めもおはようの挨拶も、この、いのちへの感謝の心があるかないか、生きてるのか、生かされているのかでまるで違ってくるのです。

何度もくり返しますが、心臓も肺も自分が動かしてはいないのです。これは自然の働きです。太陽を照らし雨を降らせ、土をうるおす、いのちあふれる自然の恵みをありがたくいただくのか、頭だけ、理屈だけで食べるのか。それが「いただきます。ご馳走さま」に表現されます。日々の挨拶は生活の基礎、心の基礎、人間関係にまでつながります。

住居にしても畳は酸素を出し、木や紙は生きて呼吸して、湿気の多い日本の風土に合うのは木造建築です。しかし、国土が狭いので今は鉄筋が多くなっています。そのため換気に気をつけ、自然をとりいれる工夫をするのも大切なことです。そんな日々の生活の健康が基礎となって、心を養います。それによって幸せも健康も育ち、運命の健康へと運ばれてゆくのです。

日本の偉大な遺産「お天道《てんとう》さま」思想

ある講演会のときに、「日本人はお天道さまという考えかたをします。例えば『食べものを捨てたらお天道さまに申しわけないよ』と言いました。そのお天道さまって何ですか?」と伺いました。

すると、「?……」と返事がありません。「太陽と思う人」と訊くと数名の手が上がり、「じゃあ、太陽じゃないと思う人」と訊くと、また二人ほど手が上がりました。大部分の人は手を上げない。人の顔を見て、みんなはどうかなとみんなに合わせる。みんなで渡れば恐くない式で周囲を見るのです。

今はみんな便利で簡単でラクなほうが良い。損したくない。お金が大事で心をどこかに忘れてきてしまうのです。しかし、日本の教育の根底はお天道さま教育でした。

「では、太陽じゃないと言った方。あなたどう思いますか」

「はい、太陽ではなく、太陽という物質のかげのものじゃないかと思います。お天道さまとは天道と書きます。例えば父がお魚を食べるとき、このお魚もお天道さまのおかげと言って骨までしゃぶって、お茶につけて飲みました。無駄にしたらお天道さまに申しわけないと言いました」

そうです。あの見える太陽の背後にあるもの、あの雲をつくり出しているその背後にある見えない偉大な力。

つまり、人間の力のおよばない自然の力をお天道さまと言ったのです。

だから、昔の日本人は天と言ったらウンとうなずきました。地と言ったらアウンの呼吸でわかったのです。天とはあの青い空ではありません。あの空の背後にある力そのものです。天に恥じない心を大切にし、天に申しわけないと言ったのです。天とはそれです。

今は天と言えばあの青い空。地と言えば窒素、リン酸、カリウムの物質の土。土はいのちですがそれが見えないから、ああわかったわかったと、味もそっけもないのです。

小学校四年生の頃だったと思いますが、母に大変叱られた思い出があります。

一年下の友達が、お菓子をもっていて私に半分くれると言ったので、私は喜んで二人で木の根っ子に座って食べました。

　しかし、それはその子が親の財布から盗んだお金で買ったお菓子でした。それがばれて親に叱られた友達は、理由を聞かれたときに、私が食べたいと言ったからと答えたのです。母は、私を叱りました。私が「もらったのだ」と言っても信じてくれなかったのです。

　一生懸命違うと言い張ると、「うそまで言うのか」と叱られ、子ども心にもうそれ以上説明のしようもなく、悲しくて泣きながら外に出て、じっと天を仰いで空を見ました。そして「お天道さま、わかってるよね」と、涙をボロボロ流しました。「そうだ！　お天道さまが見てる。わかってる。もういいや」と、心で受けとめて納得し、泣くのをやめました。

　また、何かのときに「うそを言う」と叱られたとき、「お母さんはいつもお天道さまが見てる、知ってるって言ったでしょう。お母さんがわからなくてもいい、お天道さまが知ってるもの！」とすごい勢いで言ったら、母がびっくりして「わかった」と言いました。これがお天道さま教育であり、よく言う〝おかげさま〟の心だと思うのです。

今の学校教育でも、家庭教育でもこのお天道さま思想が失われ、〝人間をこえた大きな力があるんだ〃ということを子どもに教えない。そこに教育の限界があると私は思います。この大きな力を知るとき、枠も垣根もなく、広く深く生きられるようになるのです。

それを先祖達は端的に伝え残してくれました。これは日本にしかない大変な遺産だと思うのです。

頭人間では直感力は育たない、体人間になる

栄養学も自然科学ですから、自然からのいただきものです。物質を分析した形だけを見るものではありません。そこにお天道さまがある。分析によって知った今までわからなかった知識をもっと深く掘り下げたとき、そこにいのちがあるのです。

魚の骨でも骨せんべいにしてパリパリに油で揚げて食べる知恵は、お天道さまに申しわけない心が根となってあるからです。捨ててしまうコマツナの根も、コンブや煮

干しのだしがらもありがとうの心で、おいしく手品みたいに形をかえて食卓に踊り出る。これはけちで捨てないのではありません。〝いのちにありがとう〟の心がさせるのです。

このお天道さま思想は、端的で明快。さわやかな感触の鋭い民族の根を養いました。ところが、今は挨拶にしても、おはようございます、いただきます、ご馳走さま、おやすみなさいと言葉にするだけで、肝心なことを伝えようとしないのです。何のためにするのかという、その根底となる心を教えない。よそへ行ったときに恥をかくから、親が笑われるから、世間体が悪いから、お里が知れるからと言って、肝心なことを伝えようとしない。心を伝えないから、スーッと入らなくて子どもも納得できないのです。

これでは、表面を気にして人のことが気になる人間になってしまう。立派になれと言っても縮んでしまいます。

この頃、自然農法、有機農法が大事というと、箱だけそれらしくつくって、農薬をどっさり使っても有機農法無農薬で送り出したりします。また、狂牛病さわぎでは、うそつき食品が次々と現れました。

心がないと、本当のことをしないのです。

食べものも、栄養学で言う知識を覚えただけでやめないで、体に入ってどうなるのかを考えることです。

細胞と神経は心で働くのです。食物は、そのいのちを人間に与え、姿をかくして人間のいのちとなるのです。そしてかすとなって出てくる。それを浄化してくれるトイレにもありがとう。その〝いのちにありがとう〟を忘れると、理屈だけ言って、何で私だけトイレ掃除云々と不平不満の生活となってしまうのです。

すべてのことはつながっているのです。そのつながりにまで想像をめぐらすことが大切なのです。

死にかけてわかった〝人間の力のおよばない自然の力〟

私は結核で死にかけたことがあります。

終戦のあの激しい混乱がまださめやらぬ昭和二十三年の十二月に、私は重い結核で、枕も上がらぬ重病人になっていました。当時はまだ結核は亡国病と言われ、今のガンのごとく恐れられていた時代でした。ストレプトマイシンも出はじめた頃で、高価で手に入りにくい中を、無理をしながら化学療法を続けました。

生命はとりとめたものの、効果はなく、薬品の副作用で再び悪化していきました。そんなとき、「結核菌は酸性の血液の中で喜んで育つが、アルカリ性の血液では死んでしまうんだ。動物性の食品ばかりとっていては、血に汚れてバイ菌が喜んで巣を喰う。まず頭をきりかえて血を浄化する食物をとれ」と、医師ですが食養法を学んだ兄の友人に教えられ、私はそうだ、これこそ真理だと思って玄米菜食の自然の食べものに大転換したのです。

私は栄養学を学び栄養士という国からの免許もいただいていました。ところが、栄養学的には動物性蛋白質が体に良いということで、結核になってその栄養学を忠実に実践していたにもかかわらず、自分の病を治すことができませんでした。

逆に、栄養があるという肉や卵、バター、チーズ、農薬をどっさりかけるくだものをやめ、玄米と野菜、野草、薬草、海草中心のごく単純な食事によって、死にかけた結核から救われました。栄養があるというものはいっさいやめて、動物性といえば小魚、川魚、鯉くらいのもので、肉のかわりにゴマや黒豆、小豆、大豆やその加工品を食べて、どうにもならなかった病気から立ち上がることができたのです。

経済が成長した日本は、食べものも昔の貧困さはなく、外側は見事に大きく立派になりました。大変良いことですが、うどの大木が育ち、体力も根気も根性もない子ども達がどんどん育っていくのが気がかりでしかたありません。伝統的な日本民族の食事がだんだん姿を消して、西洋流の酸性過剰の添加物だらけの食生活の中にのめりこんでいきます。

いつも新しく、しかも最古の栄養学は、自然が教えてくれます。しかし、これを実践するのは困難です。こってりした肉食や美食にならされているからです。手遅れにならないうちに自然に帰り、生活を原点にもどす努力をしていきましょう。

これは、私も経験があるから言えるのです。結核になる前は、親の反対を押しきってキリスト教の婦人伝道師になるんだと言って、神学校に入るために家をとび出しました。自分で働きながら、何が何でもやるんだと力んでがんばりました。しかし、心に安らぎはなく、苦しみ、結局結核になって家に帰りました。さんざん親に心配をかけた上に、病気で死にそこない、親不孝の限りを重ねました。肺に穴があくなんてことは素直に生きていたらありません。

それだけのことをしてきたのです。病気で苦しみながら自然食の大事さ、生きかた、考えかたの大切さ、生活全般の間違いに気づかされ、それによって多くのことを学んだのです。

自然に生きるとは、努力と手間ひまをかけて苦労を喜びとして生きることで、枝葉を求める人とはまったく違います。私は五十年間、この根育てばかり学びたくて実践してきて、これは間違いないことだと確信しています。

心に悩みがあるときは、自然に帰るのがいちばん

病は気からと言います。もし心に悩みがあり、どうしてもその悩みからぬけ出せないときは、いつもかわることなく確実に助けてくれる自然の広く温かいふところを信じて、自然に帰ることを目標に自然療法を実行していくことです。

本当に信頼しているなら、効果は見えなくても十日や一カ月で中止したりはしない

し、「必ず良くなる」という気持ちがその治療の効果を確実なものにします。自然の力は偉大です。

タケノコを例にとってみても、タケノコはアスファルトさえもち上げて出てきます。その芽は柔らかいのにどうしてと思いますが、それが自然の力です。そしてひと晩でニョキニョキとのびるあの生命力です。その自然の力をとりいれることができるなら、人間の小さな力ではない自然の無限の力が、あなたを快方へと導いてくれることでしょう。

この力をとりいれるためには、自然の食物を心をこめて手づくりすること。生活にしっかり根づかせるのは、自然に対する感謝の心なのです。

ただ、ここで大事なことは、力んで緊張してがんばらないことです。よく健康になるためにといろいろな健康法を熱心にして、ジョギングなども一生懸命しているのに、急に亡くなったという話を聞きます。自分のがんばりではなく、自然体で力をぬいてラクになることです。即効性を期待すれば、かえって細胞を硬化させてつまってしまいます。心の明るさや豊かさが大切だということを、自然の力は教えてくれます。

また、心と神経は結びついていて、心のごとく働くことも悟ることができます。不自然な食生活を続けて長年かかってつくり上げた病気が、十日や二十日で治ると考えるほうが間違いです。一年がかりでつくった病気は、二年がかりで治すくらいの気持ちが大切です。

私のところに相談に来るご病人は、病院や治療所めぐりのベテランが多いのです。ちょっと医者にかかってだめ。次に、漢方薬を飲んでだめ。またちょっと病院に通ってやはりだめ。民間薬、鍼《はり》、灸をやって続かない。またはじめの医者のところに顔を出す。こうしてめぐりめぐった後にやって来る、というご縁が多いのです。

病気を治すには、八割は心のもちかたです。人に頼るのではなく、毎日の生活の積み重ねが真の健康をつくり上げることをまず肝に銘じて出発すると、目標は必ず達成されます。

よく噛んで食べること、少食が体に良い

病人の場合、食事は百回以上よく噛むこと。とは言っても三十～四十回噛めばなく

なってしまうのですが、それでも慣れると唾液が濃くなってよく嚙めるようになります。まず口の中でドロドロにして、流しこむような食べかたを練習することです。

よく嚙めばこめかみがよく働いてくれますから、これが脳に響いて神経が活発に動き出し、細胞も働き出します。

すると、心が明るくなり、何か下腹に力が入ってずしりとした重みと落ち着きができてきます。よく嚙むと唾液が出て消化を助け、アルカリの血液にかえますし、パロチンというホルモンを多く出して細胞に活力をつけ、穴のあいた胃をふさぐ力となります。血行を良くし、公害も毒物も流します。嚙むということは大変なことです。

体はみなつながっていますから、神経が活発に働くと、眠っていたり、なまけ根性をおこしていた全身の臓器も働き出します。これをさせるのは何かというと、明るい心です。神経と心はつながっていて、暗くなると働けないのです。

江戸時代の食養家、貝原益軒は「珍味の食でも八、九分に止むべし。十分に満ちたりるときは後に禍あり。少しの間、食をこらえれば後の禍なし」と言いました。

また、同時代の食養家である水野南北は「飽食これ病根。少食なれば即ち健康。減食断食するは治病の根本。一日一食なれば病魔退散」と言っています。

よく、どのくらい食べたらいいでしょうかと、量を気にして質問する人がいます。その場合、栄養学的なカロリー説から言うと、単一的な計算で考えます。しかし、個人差もありますし、悲しいときには食欲もなくなるでしょうし、重労働して汗を流したときは多く必要です。だからそのときの腹具合と相談して、よく噛んで腹八分を目安に、もう少し食べたいと思うところでやめることです。

これが自分の生活の中にしみこみ、血となり肉となって流れこんでいくほどに消化したら、病は本当に退散ですね。

でも、これをさせるのは心で、神経は心が暗いと硬化します。細胞は神経が動かすから心が根です。頭だけで理解しても続かないのです。インスタント的な食品添加物入り加工食品ばかり食べていると、鋭い感性は育たず、味覚神経もまひして腹八分目もわからなくなります。

Step 2

「細胞の動きを正し、生命力を強める」食事のしかた

酸性体質を中和するのに有効な食品

戦後の経済成長とともに、欧米好みの食生活が流行して、肉食偏重や美食で偏った食生活になってきました。あの人は美食だと言って、その人の味覚、嗜好《しこう》をほめたりするときにも使いますが、栄養生理学的な見かたからすれば決してほめられません。つまり、美食と言われるもののほとんどは酸性食品なのです。その代表的なものは白砂糖、卵、魚、肉、酒、ビール。さらに白米、白パンなどもその仲間に入ります。エビ、カキ、アワビ、カニなどは、高級料理につきものですが、典型的な酸性食品です。ですから、美食家は高血圧や心臓病などに悩み、倒れてしまうことがよくあります。糖尿病や腎臓病、ガンをはじめ、そのほかの慢性病などもそうです。最近では日本人の食生活もぜいたくになり、美食化が進み、アルカリ性食品を敬遠しがちです。

慢性病とはっきりわかって一般に知られている病気のほかに、特別の治療をほどこすに至っていないさまざまな体の不調もあります。慢然とした疲労感、虚脱感などに悩まされる人も多くなりました。

普通はよほど急激な変化を経験しない限り、突然、糖尿病やら高血圧になることはありません。はっきりした病名がつくまでに、気がつかないうちに徐々にその素地ができ上がっていきます。それは毎日の暮しかた、生きかた、考えかたが決定づけるものです。現代人の多くは、食生活と社会的環境に左右されて、酸性体質に偏り、弱い体づくりにつき進んでいるように思えてなりません。

47ページの表をご覧ください。この表の横の欄にあげられているのは、代表的な酸性食品です。これらの食品を百グラムとったとき、総合的なバランスを考えると、望ましいアルカリ性食品の量はどれほどかを算出したものです。人間の体は単純に酸とアルカリだけで片づけられませんが、ひとつの目安として覚えてください。

もともと人間の血液は、一時的に酸性になっても中和できるようになっていますから、あまり神経質に考えることはありませんが、無頓着でいていいものでもありません。

昔から働き者は丈夫だと言うのは、働いてエネルギーに転換して、弱体化させる酸を体に残さないからです。しかし、食べてばかりいて燃焼させずにゴロゴロしていたら、どんな良いものを食べても毒素として残ってしまいます。

偏った食事をさけ、中和する食生活を心がけると、体は軽くなり、働くことが楽しくなって、性格までもかわってきます。

次ページの表を見てもわかるように、日常好んで食べているのは、酸性食品が多いのです。

梅干しや海草などは、とても大事な酸中和食品です。例えば、砂糖を百グラムとったとき、梅肉エキスなどは二グラムでバランスがとれますが、牛乳、サヤエンドウなどは同じアルカリ性でも三千四百グラムもとらなければバランスはとれません。カレー粉などはアルカリ性が強く酸性の中和もしますが、刺激物なので弱った細胞にはマイナスとなります。肉食の酸の強さは刺激物のアルカリをほしがり、それで中和しようとします。ただ、強すぎると体に無理を強いることになることも知っておきましょう。

イギリスのリチャード・マッカーネス博士は、精神科医です。博士は、その臨床例から卵、チョコレート、ベーコン、子牛肉、インスタントコーヒーなどが、肉体的不調、とくに食品アレルギーで精神病が発生するという確信を得たと言います。個人差はあったようですが、患者はこれらを食べるのをやめた後、急速に回復したと報告し

酸・アルカリ性食品中和表

酸性＼アルカリ性	砂糖 カツオ節	スルメ	卵黄	マグロ	鳥肉	ソバ	豚肉	牛肉	白米	ウドン 精麦・エビ	ビール	パン	清酒
牛乳・菜漬 サヤエンドウ	3400	2700	1500	1400	1000	700	600	500	400	300	100	50	50
ゼンマイ タマネギ・茶	2300	2000	1200	1000	700	500	400	300	300	200	70	50	40
ナス コーヒー	2000	1600	1000	800	550	400	300	300	200	200	60	30	30
キュウリ ブドウ酒	1700	1400	900	700	500	350	300	300	200	200	50	30	30
ナシ・カキ	1500	1200	700	600	400	300	250	200	200	150	50	30	20
リンゴ 卵白	1100	900	600	500	300	200	200	150	100	100	30	20	20
レンコン ミカン汁	1000	800	500	400	300	200	200	150	100	100	30	20	15
カブ・ヤマトイモ	900	700	500	400	250	200	150	100	100	100	30	20	15
タケノコ サツマイモ	900	700	500	400	250	200	150	100	100	100	30	20	15
ダイコン カボチャ	800	700	400	350	250	200	150	100	100	100	30	15	10
キャベツ ゴボウ たくあん漬	800	600	400	300	200	200	130	100	100	100	25	15	10
ジャガイモ イチゴ	700	600	400	300	200	150	150	100	100	100	20	15	10
マツタケ ゆり・京菜	600	500	300	250	200	150	100	100	100	100	20	10	10
コマツナ ミツバ・ニンジン	600	500	300	250	200	150	100	100	100	100	20	10	10
ちさ・小豆 サトイモ	500	400	300	200	150	100	100	100	100	100	20	10	10
クリ・バナナ 大豆	500	400	250	200	150	100	100	100	50	50	30	10	10
ホウレンソウ シイタケ	250	200	150	100	70	50	50	50	30	30	10	5	5
ショウガ 干しブドウ	200	150	100	70	50	40	30	30	30	20	5	5	5
コンブ カレー粉	100	80	50	40	30	20	20	20	10	10	3	2	1
コンニャク	70	50	30	30	20	15	10	10	10	10	2	1	1
ワカメ	20	15	10	10	5	5	5	2	2	1	0.5	0.2	0.2
梅干し	10	10	5	5	5	5	5	1	1	1	0.3	0.2	0.2
梅肉エキス	2	2	1	1	1	1	1	0.2	0.2	0.2	0.1	0.1	0.1

本表は酸性食品100gの中和に要するアルカリ性食品g量で示す

（西崎弘太郎氏による）

ています。最近、通り魔事件、自殺、不登校をはじめ驚くような事件が増えたのも、食べものの影響が大きいと思います。

慢性病は腸の汚れからはじまる

血液を酸性に汚し、体力を低下させる動物性食品の過食は、酸素、ミネラル、ビタミンの不足となり、有害な成分を体に残していきます。

とくに腸に残ると影響は大きく、腸の中に腐敗現象がおきてきます。腸にはプラスになる有効叢《そう》菌がありますが、この繁殖を乱し、バクテリアの働きをかえてしまうのです。そして、害をおよぼすアイノリナーゼ菌が増え、必要な乳酸菌はどんどん少なくなってしまう。このアイノリナーゼ菌はビタミンB_1を破壊します。こんなわけで腸の腐敗現象は進み、ドブのようになっていきます。

すべての慢性病は腸の汚れからはじまります。腸がドブのようになって流れなくなると、血液だけでなくホルモンの働きもアンバランスになり、リンパ液、胆汁液の働きもバランスを失い、殺菌力や浄化力を失って弱体化を進めてしまうのです。

本当の栄養学は、食べものが体の中に入ってから、どのように変化して栄養となったかを大切にします。しかし、西洋から入ってきた現代栄養学は、いのちある食物を分析的にとり扱います。

分析的な見かたは、分析して出てきた蛋白質、脂肪、ミネラル、ビタミンなどはわかりますが、出てこないものはわからない。魂も精神も見えない。でも、自然が養い育てるものにはいのちがある。心がある。そのいのちは見えないし、物質ではないから分析には出てこない。その見えない重大なエネルギーを忘れてしまう。そこに大きな問題があり、いきづまってしまったのです。その結果、肉を食べろと百年間言い続けてきた栄養学が、未精白穀類、野菜、海草を食べろ、白砂糖をやめて黒砂糖やはちみつに、動物脂肪より植物脂肪をとれ、と菜食型に移行しだしてきたのです。

血の汚れは性格にも大きな影響をおよぼし、肝臓や腎臓の疲れは脳の疲労も大きくします。

脳に酸素がまわりにくく、酸欠になると、怒りっぽくなったり、短気になったり、泣き虫になったり、ひとつのことをじっくりやり通すことができなくなります。集中力も忍耐力も、神経が疲れていたらできないのです。神経を働かすためには酸素が必要ですが、血が汚れたら酸素を運べません。

それがエスカレートすると、ノイローゼや精神病へとつながっていきます。

まずは、白米を玄米、それが無理であるのなら、半つき米にヒエ、アワ、キビ、麦などの雑穀を白米にまぜて炊きこむようにしたらいいと思います。

肝臓機能を高め、自律神経の調整にも有効な玄米

玄米は日本人の主食として重要な食品のひとつでした。日本民族は原始時代から玄米を食べてきました。それは日本の風土に米が適していたからです。

日本の風土は大陸と違って湿度が高い。こうした風土に生活する人間は、毛穴が湿気でふさがるために、新陳代謝を低下させ解毒作用をさまたげやすくなります。このような欠点を湿度に強い玄米が補って、体の生理作用を助けてくれるのです。

これは自然のしくみにのっとった天の恵みですが、現代は、天から与えられた米の

本質を発揮することのない白米にして食べています。半病人が多くなったのは、玄米を精白した真白い米を食べているからと言っても過言ではないと思います。

玄米の中にはイノシトールやフイチン酸という成分があります。イノシトールは肝臓を強めて老廃物を体の外に排泄《はいせつ》する大切な役目をしてくれます。また、フイチン酸は、ストロンチウムと結合して老廃物を体の外に出す性質があります。

このストロンチウムというのは放射能の中に含まれる成分で、原子爆弾の死の灰の物質なのです。フイチン酸には、ストロンチウムだけでなく、公害物質なども流す働きが強く、とくに梅干しとともに食べると、梅干しのクエン酸やアミグダリンという特殊成分の働きも加わって、公害物質を体の中に残さないで排泄する働きが強化されるのです。

また、ガンマーオリザノールという成分も含まれていますが、これは神経の働きを強め、ここに自律神経の調整には非常に大切な成分です。これによって自律神経がよく働きますから、内臓の働きも強められ、新陳代謝も盛んになります。

ところが、白米にしてしまうと、これらの大切な成分は失われます。たとえビタミンB_1・カルシウムなどを強化した強化米にしても、人工的につくった薬品にすぎず、いのちのある自然の成分とはまったく違うのです。

ましてや玄米には、まだまだ究明できない未知成分がたくさん含まれているのです。ここに自然の食物の尊さと偉大さがあります。こうした効能からもわかるように、現代生活の中で失われた力をとりもどし、弱った細胞を強め、血液の浄化を促すためにも、玄米が大切なのです。

玄米を食べて健康を回復したという実例が多いのは、失われた成分を回復したからであって、ごく当たり前なことなのです。

ゴボウを皮のまま使うと、アレルギー性の病が好転する

次に、ゴボウの例で考えてみましょう。東洋医学では、ゴボウはアレルギーになるので良くない、といって使いません。中国では一般でも食べない。実際にアトピー性皮膚炎の人が食べると良くないと言います。

しかし、日本の伝統的な考えかたから言えば、盲腸のとき、ゴボウをすりおろして

その搾り汁を飲むと治ります。腹痛でも治ります。ただ、効かないという人もいました。おかしいと思って詳しく聞いてみると、皮をむいて使っていると言うのです。

日本人は何でもアクぬきだといって皮をはいで水にさらす習慣がありますが、皮ごと使うと、アレルギー性のアトピーも、ぜんそくも、花粉症も好転してきます。盲腸の場合も、皮ごとすりおろしてその搾り汁を飲む。そこに、丸ごといただく、健康づくりの秘密があるのです。

私どもの「あなたと健康料理教室」では、ネギの根もダイコンの皮も、コマツナの根も、タマネギのうす皮も根も全部捨てません。

タマネギの皮はだしをとるときに一緒に煎じたり、薬草茶の中にまぜて煎じたりするほかは、形をまったくかえて、何なのかわからないお料理にかわります。ダイコンの皮のきんぴら、残りもののお好み焼き、だんご汁、スープといろいろです。

コンブや煮干しのだしも、佃煮やから揚げにしてコクのあるおいしいつまみものにかわってしまうのです。まさに変幻自在に食卓に並びます。これで病弱者も健康になります。

実を養うのは根です。この根に力があり、いのちがある。かたいところには、栄養的にも現代人にとくに足りない、ミネラル、ビタミンが豊富にある。この自然の恵み、自然の親切をありがたくいただく心が、工夫をさせ、創作料理をつくらせるのです。

つまり、心があってこそ、見えないいのちも、自然の力も見ることができるのです。手ぬきは心ぬきになってしまうのです。手づくり、手当て、というこの「手」も、心とともに働きます。手ぬきは心ぬきです。心を失ったとき、いのちを失い、枯れるのです。見えるものばかりを追いかけてしまった結果、出てきたゆがみが病です。

自然食も自然療法も、心が根となって行動し続けることですから、これは病気治しではありません。自然に帰るひとつの道であり、よき運命と幸せを呼ぶものなのです。体の健康だけでなく、心の健康を育む。運命の健康を呼ぶ道だと思うのです。

自然の食物と自然の療法と、もうひとつ大切なことは精神的な心の安定です。

ある年の老人の日に、新聞が、東京に百歳以上の長寿者が五十五人もいると報道しました。数からいくと日本一です。公害がひどく、住みにくい東京砂漠で、一世紀をたくましく生きぬかれたご老人の顔は、底力と気品にあふれていました。その誰もが、クヨクヨせずにゆったり生きるのがコツだと言います。この方々は、都会の悪条件をはねのけて精神的な力を養いつつ生きてこられました。

このご老人は、都会とて長寿できないことはない、自律神経を老化させず、いつまでも丈夫に働き続けるなら、都会の中でも立派に生き続けられるのだと、心の大切さを立証してくださいました。

人間は食物も大切ですが、自律神経もよく働いてくれなければ、内臓は働かないし、神経は弱るし、脳は老化して早くボケてしまいます。

この自律神経が十分に働いてくれれば、頭はボケることはなく、いつまでも若々しくたくましく生きられます。これが健康長寿のコツです。この神経は心と深い関係があり、心明るく働くときは疲れずさわやかです。しかし、イライラ、不平があると疲れかたは大きいものです。欲得計算をぬき、喜んで生きられたら幸せですね。

旬のものを食べることには理由がある

自然を主とした食生活の第一歩は、その土地と季節にあった自然な形と方法で食物をとることです。つとめて季節はずれのものはさけて、穀物はできるだけ精白していないものを選びます。

主食は玄米、二分づき米、半つき米、ソバ、ヒエ、アワ、キビ、ハト麦、黒パン、玄米胚芽、小麦胚芽などを食べ、副食には野草や野菜類、豆類、ゴマ、木の実、小魚、川魚、白身の魚をとります。健康な人でも肉を少なくして魚をとると良いでしょう。穀類を主に、副食は穀類と同量くらいにします。

食物はその地方によって特性があり、南の沖縄ではパパイアやそのほかの瓜類がおいしく、北の北海道や東北では体の温まる鍋物があるように、その地方には地方色豊かな食品や食べかたがあります。

また、寒いときにはお餅や煮こみものが体を温めてくれるのでおいしく、暑いときには冷たくさっぱりとしたものが好まれます。

また、キュウリ、ナス、トマト、スイカ、そのほかの瓜類などは、毛穴を開いて汗を放散させ熱を外に出す働きがあるので、暑さから体をまもるようにできています。これらは冬に食べるとよけいに体が冷えるので、本来、冬にはできないものでした。

今は季節感もなく、ビニールハウスで年中できるようになりました。しかし、売っているからといって、冬に冷えるものを食べると、細胞の活力を失わせることになってしまいます。血液の循環を悪くするだけでなく、体液やホルモンのバランスをくずすため、冷え症とともに、肥満にもつながってしまうのです。

〝季節には季節のものを大切に〟、これがごく自然で、自然の流れの中でいのちが養われるのは当然のことです。しかし、この頃はシュンという言葉も忘れられてしまったようです。こんなことひとつ考えても、自然の生活のサイクルがくるってきていることがわかります。

これらのひずみはだんだん肉体を不自然にして、病気や不幸をつくっていきます。調子がおかしいと思ったら、生活のリズムを自然にもどすとすぐ快調になります。自然は待ってましたとばかりに、人間の生きかたをさとしてくれます。どんな都会のど真中にあっても、とりいれようと思うならば、すぐ身近にいくらでも自然はあります。

肥満は老化現象のひとつ

現代人の食生活をみると、ビジネスマンは昼食を店屋もの、夕食をアルコール類と偏った添加物入りのつまみですませる人が増えています。また、若者は清涼飲料水や缶コーヒーやジュース類を多くとる一方、肉食で野菜不足の傾向があります。

それで栄養状態を見ると、全体としてカルシウム、鉄、ビタミンA・B_1・Cの不足と、動物性蛋白質過剰が目立ちます。こんな食生活では酸性過多となり、病人は増えてもへることはありません。そして老化を早めます。

肥満も老化現象のひとつですが、これも食生活が原因の大きな比重をしめています。

私も少女時代から二十歳くらいまでは太っていて、身長百五十二センチ、体重が六十三キロもありました。結核になって玄米食をはじめてからやせ出して、体質がまったく変化してしまいました。

私はご飯が好きで、おやつなどお菓子くらいでは間に合わず、白米の大きなおにぎりにみそをつけて食べるのが好きでした。主食は丼のようなお茶碗でも、おかわりして食べるという大食漢でした。

白米の大食はミネラル、ビタミン欠乏症になるし、血液も酸性にします。その上、くだもの木がたくさんあったので、たくさん食べました。これでは細胞はカリウムが多くなりカルシウムを追い出すので、陰（陰と陽については63ページ参照）に偏ってゆるみます。肝臓や腎臓の浄化槽がフル回転しても間に合わない。毒素も老廃物も疲労素も流れにくい。血液の酸性はホルモンのアンバランスにも結びつくので、いよいよ細胞にプレッシャーがかかり、内臓にも神経にもマイナスとなってしまいます。

太るのも健康で太るのでなく、浄化の働きをする肝臓や腎臓の働きが弱って流せなくなって、老廃物や毒素がたまってふくれるのですから、疲れやすく、体は重くだるくなってきます。そんなことで病気と仲良しになる。その底には、いのちに対する感謝がありません。食べたいから食べる。自分中心の生きかたがあるのです。

食べ合わせが、ほど良いバランスを生み出す

どんどん食べてやせるとか、デンプンをへらすとやせるとか、いろいろ言われていますが、いのちに対する感謝のない生活を続けているのなら、一時的にやせたとしてもまた元にもどってしまうでしょう。以下のような食生活を心がけてください。

第一に、主食の栄養バランスを考えて、白くしない（未精白）米や粉にすること。

これでミネラルやビタミン類を効率良くとることになり、デンプンの消化吸収も助けるので太らなくなります。

また、玄米菜食に、ゴマを炒ってよくすりつぶし、うすい塩味にしたゴマのふりかけをたっぷりかけて食べると、今までとは疲れかたが違うことに気づきます。体が軽くなり、重さ、だるさはなくなります。主食はその名のごとく主に食べることです。

第二に、副食は積極的に大豆製品を用いること。魚は全部食べられる小型のものが良いでしょう。

小魚などを空炒りして、良質のはちみつとしょうゆをまぜてからめるごまめ式の食べかたをすると、おいしくポリポリ食べられます。空炒りだけでもおいしい。少し大きい魚なら、骨をから揚げにすると、骨せんべいになってポリポリ食べられます。魚の骨の真中のズイは、脳の働きを強化するので、カルシウムとともにとくに大切なものなのです。

緑や赤や黄色の、芯まで色の濃い野菜と海草類を中心にした、季節の野菜をしっかりとりいれること。その調和を続けることも大切です。

第三に、おかずと主食はほぼ見合う量とすること。ご飯一口におかず一口という具合で、おかずが多すぎないということです。

ご飯を食べないで副食をたくさん食べる人に肥満が多いのは、胚芽のついた穀類は細胞に弾力と活力を与えるため体がしまるのに対して、副食が多くなると水分やカリウムなどが多くなって、細胞がふくれてふやけやすいからです。それに酒や砂糖を使った甘いものが多くなると、いっそうふやけてしまうのです。

一般的にサツマイモを食べると太るといいますが、これも食べかたです。

大体、イモ類はカリウムが多いのです。カリウムが多いとナトリウムを追い出します。すると細胞はゆるんで働きがにぶる。食べてむせやすいのはそのためです。それで、たくあん漬とか白菜漬、ぬかみそ漬などの漬物を一緒に食べるとむせないし、食べたあと味も良くなります。ゴマのふりかけをまぶしたらなお良いでしょう。

カリウムはナトリウムを追い出して塩分を少なくするので、細胞はしまらないでふやけ、プーとふくれるから太るということにもなります。

逆に、肉食者などはナトリウムが多くなるので、細胞は縮んで硬化して働けません。ですから、そんな人は、イモ類、瓜類、くだものなどカリウムの多いもので中和すると硬化がとれます。ナトリウムはミネラルの一種であるクロールと結びつき、塩分となるので、肉食者は塩分をへらすことです。

逆に、生野菜やイモ類、くだもの、甘いものを多く食べる人は塩分がぬけてふやけているのでだるく、動きがにぶくなります。体質を考えてバランス良く生活することを心がけてください。

主食の質を良くし、間食をやめ、よく噛んで副食をへらすことと、塩分のバランスが大事です。これがやせる療法となり、肥満予防で足もとからの健康管理となります。砂糖やそれを使った製品（菓子類や飲みもの）なども、血液を酸性にするだけでなく、細胞がふやけて働きがにぶくなるので、間食も量と中身を考えて、さけるようにしましょう。

こうした食生活を心がけると、生活の中から新しい体験が生まれ、新しい発見とともにものの見かた、考えかたがかわってきて新しい発想が生まれ、知恵が育ち、次第に生活習慣やサイクルがかわってきます。

食事だけをかえたつもりが、生活のリズムもかわる。これが大切なところです。

陰と陽の調和、中庸の食事がベスト

酸とアルカリだけでなく、陰と陽の考えかた、生きかたも大切です。

これは東洋医学的な考えかたです。東洋医学には大別して実症（陽性）と虚症（陰性）があります。それは細胞のでき具合や働きによって違ってきます。

簡単にわかりやすく言うと、細胞は蛋白質、脂肪、含水炭素、ビタミンのほかにミネラルがあります。このミネラルによって陰性の体質、陽性の体質に分かれます。栄養学の酸性、アルカリ性もミネラルですが、クロール、銅、硫黄、燐《りん》などが多いと酸性になり、マグネシウム、カルシウム、ナトリウム、カリウムなどが多いとアルカリ性となります。

ところが、食養ではこのアルカリ性のミネラルのバランスによって、細胞に対する影響が違ってきます。体質づくりには食物の影響が大きく、とりわけ、その中にあるミネラルの働きが大きいのです。

カリウムとナトリウムは拮抗《きっこう》して働き、細胞内にカリウムが多すぎるとナトリウムを追い出し、逆にナトリウムが多くなるとカリウムを追い出します。また、マグネシウムが多くなるとカルシウムを追い出し、カルシウムが多くなるとマグネシウムを追い出します。このミネラルの比によって、細胞の働きが違ってきます。

陰性は、カリウム、マグネシウムが多すぎると細胞がゆるんで働きにくく、下垂の体質で、内臓下垂や冷え症などになりやすい。

陽性は、カルシウム、ナトリウムが多すぎると細胞が縮んで働きにくい硬化型で、動脈硬化や肝硬変や心臓病などになりやすい。

いずれにしても、病気の場合は大きな偏りがあります。陰性に偏った場合と陽性に偏った場合によって体質は違い、食物のとりかた、処置のしかたも違ってきます。

69ページの食品の陰陽の図をご覧ください。

まず、陽性の食物は、肉（四足ほど陽性が強くなる）、動物油脂、脂っこい魚、卵など動物性のもの。体の大きいものほど強く、小魚になり形が小さくなるほどこの性質は弱くなります。鯉は池の中で藻を食べて育つので、動物性の中では陽性は弱く中庸に近い（ただし、にが玉だけぬいた全食の場合）。卵類は陽性が強い。うずらの卵は鶏卵より弱く中庸に近いので、病人で陰性の人にはうずらのほうが良いでしょう。

また、塩分は陽性ですから、塩からいものや、動物性のものをとりすぎると、細胞は硬化して働けなくなります。陽性過多になると陽性の病気をします。

陰性の場合、植物性のものは陰性ですが、とくに陰性が強いものは白砂糖、水っぽいもの、瓜類、くだもの、ナス、甘いものいっさい、刺激物などで、これらが多すぎると陰性過多となり、細胞はゆるんで古くなったゴムのように弾力を失い、働きが悪くなります。すると毒素も老廃物も出せず、栄養ももらえないので病気ということになります。

陰陽のバランスをとるには、陽性の肉と陰性の白砂糖を一緒にとれば丁度よくなるかというと、そうではありません。極端は極端を呼んでより大きいマイナスとなり、細胞に大きな無理が生じます。弱っている細胞にこれをしたら、病気は急速に悪化します。

栄養学でいう酸性の強い肉と、アルカリ性の強い刺激物はつきもので、中和の働きをするし、肉食をするとコーヒー、コショウなどの刺激物が必要になります。さしみにワサビで生肉の強さを中和しています。

しかし、刺激物や極端なものは細胞に無理をさせるので、病弱者や病人は、中庸でおだやかさを保ちながら細胞に活力をつけ、血液をまわすのがいちばん自然にもどりやすいのです。

中庸のものは植物性では海草、木の実、草の実（小豆、未精白穀類、ゴマ、アワ、ヒエ、キビ）など。小粒のものほど細胞は緻密《ちみつ》で、内容は充実しています。くだものでも、化学肥料をたくさん使ってなりばかり大きいのはカリウムが多く、細胞は大ざっぱで水っぽい味で陰性が強い。化学物質は強い陰性で、添加物は陰性、電気も陰性です。

上にのびるもの、高いものほど陰性。土の下にもぐるものは陽性。ゴボウ、ニンジン、レンコン、タマネギ、ニンニクなどは陰の中の陽で、中庸に近い。

菜っ葉類は地に広がって生えるもの、またははうもの……ダイコン葉、ニンジン葉、パセリ、ニラ、ミツバ、ハコベ、タンポポ、ヨモギ、セリなどは、陰性の中の陽で中庸に近い。色では赤、黄、黒が陽性。白、緑、紫は陰性（トマトは赤でも水が多いので陰性となる）。小豆は陽性。黒豆は大豆より陽性。

太陽にあてて干したもの（今は電気乾燥ですから太陽にあてたもののこと）……切

干しダイコン、海草、魚の干物などは中庸。

みそ、しょうゆ、納豆、梅干し、たくあんのような醗酵食品は、微生物の働きででできます。古いほどバクテリア、酵素などの働きが浸透して陽性となるので、古いものほど細胞に活力をつけるのです。

動物性でも全食できる小魚の干物などは中庸に近いと言えます。

乱れたリズムを正常にする「自然の力」の生かしかた

やせたいからといって、生野菜やくだものばかり食べると、陰性が強すぎて細胞がゆるんで働きがにぶくなり、内臓下垂や冷え症や貧血など陰性の病気になります。

こんな人が、酢が良い、青汁療法が良いなどと聞いて酢や青汁、野菜ジュースをガブガブ飲んだら、ますます細胞はふやけて腰をぬかして立てなくなったり、病気を悪化させることになります。陰に陰を重ねるので逆療法なのです。

肉食過多の人なら、細胞がかたくしまりすぎていますから、青汁や生野菜のジュースは非常によく効きます。青汁は陰性でマグネシウムが多いのでゆるめてくれるのです。

陰性…冷たい・暗い・長い・遠心力・拡散力・増える・太陽に向かって上にのびる・静的（動に対して）・水っぽい・塩分が少ない・色では紫・あい・緑・白。

陽性…熱い・明るい・短い・求心力・収縮力・増えない・地下に長くのびる・動的（静に対して）・水分が少ない・塩分が多い・色では赤・黄・だいだい・黒。

これで判断すると、野菜の場合、地上に早くのびるタケノコや、暑い夏に育つ瓜類や、暑い地方に育つサトウキビ、バナナ、夏野菜、キノコ、地下に横に生えるクワイ、ピーナッツ、イモ類は陰性です。

陽性のものでは、地下に真直にのびるもの。霜にあっても負けない冬野菜、寒い地方に育つものほど細胞は緻密になり陽性が強い。自然薯は陽性。栽培のナガイモは水分が多くて陰性。ダイコンは地下に真直に生えても水分が多いので陰性。ヤマトイモ

食品の陰・陽表 1

陰性

- 牛　乳
- 緑　茶（玉露）
- コーヒー（無糖）
- 紅茶・番茶
- 果実
  - ブドウ・ナシ・バナナ
  - オレンジ・イチジク
  - ミカン・カキ
  - リンゴ・イチゴ
- 瓜類　スイカ・ニガウリ・キュウリ
- 海草　野草　野菜
  - 菜っ葉類
  - コンブ
  - ヒジキ・ワカメ
  - ヨモギ
  - フキノトウ・セリ
  - パセリ・セロリ
  - ネ　ギ・タマネギ
  - レンコン
  - ゴボウ・コンフリー根
  - ニンジン・ダイコン
  - 自然薯
  - 切干しダイコン
  - 干しダイコン
- カニ・タニシ・クラゲ
- タコ・イカ・ナマコ
- 貝類
  - シジミ
  - カ　キ
  - アワビ・サザエ
  - ハマグリ・アサリ
- 魚
  - 川魚
    - 白　魚
    - アユ・ワカサギ
    - フナ・コイ・ハヤ
    - ウナギ・ドジョウ
  - エビ
  - 海魚
    - 小魚
    - 白身の魚
    - (せなかの青い魚)
    - 赤身の魚
- 鯨　肉
- とり肉
- カズノコ
- 卵・ウニ・スジコ
- チーズ・塩から・くんせい
  - 豚　肉
  - 羊　肉
  - 牛　肉

陽性

食品の陰・陽表 2

陰性

- 清涼飲料水
- 食品添加物
- 人工甘味・調味料
- 酢
- アルコール類
  - 洋　酒
  - ビール
  - 日本酒
- 砂　糖・菓　子
- 香辛料
  - ワサビ
  - コショウ
  - トウガラシ
  - ショウガ
- ソース・マヨネーズ
- キノコ類
- クルミ
- イモ類
  - コンニャク
  - サトイモ・クワイ
  - サツマイモ
  - ジャガイモ
- 栗
- 油
- 豆類・穀類
  - うずら・ソラマメ
  - エンドウ・ゴマ
  - 大豆
    - 豆　腐
    - 納　豆
    - がんも
    - 高野豆腐
    - 油あげ
  - 麦・小麦
  - 小　豆
  - 玄　米
  - ハト麦
  - ソバ・アワ
  - キビ・ヒエ
- 梅干し
- 朝鮮ニンジン
- 附　子（漢方薬）
- 浜納豆（大徳寺納豆）
- たくあん・みそづけ
- 塩・みそ・しょうゆ

陽性

です。

ガンや腎臓、肝臓病でも、肉食のとりすぎ、甘いものやくだもののとりすぎなどによって陽性と陰性があり、それによって食養は違ってきますが、中庸になればいいのほうが陽性。

体質の弱さを改革するためには、酸性・アルカリ性だけでなく、この陰陽のバランスも大切で、体質を知り、その体質の弱さを改革するには、この陰陽の考えかたも頭の中に入れておくと良いでしょう。

とくに病弱者は生きかた、考えかた、心の持ちかたとともに、この偏りも大きいので、無理のない中庸にもっていくために、この自然に学ぶ食養法は大切です。

これは、自然を柱にした陰陽理論から生まれた食養法なのです。心が育たず理論ばかりにとらわれると、狭く小さくなり、細胞は自由に働けないのでこんな人は治りにくいのです。

西洋医学、栄養学に見られる分析的考えかたと、東洋的な食養法と、総合的、全身的に根から治す東洋医学の考えかたがひとつになるとき、それぞれの長所が融合して、健康づくりに大きく貢献することになります。

私は現代栄養学を学びましたが、この食養法をとりいれ、東洋医学の考えかたから自然の栄養学を学び、自然の力に目覚めさせられたおかげで、肺結核から救われ、今日があります。

陰と陽の食べものをわかりやすくまとめると、地球の中心に近いほど陽性が強く、上に高くなるほど陰性が強い。下にのびる根のものは陽性。

土のかたい所にのびるものほどエネルギーを要しますから陽性（野草は栽培野菜に対して陽性）、上にのびるもの、高いもの（木になるくだものなど）ほど陰性。地面に近いものほど陽性。また、色、重さ、水分、塩分によっても陰陽の度合は違ってきます。

この自然界から学ぶ陰陽の見かた、考えかたをまとめたのが、69ページの図です。頭で理解するのでなく、心でのうなずきが根にないと、小さな世界になってしまいます。それでは体の健康も運命の健康も、遠いものになります。

私はそんなことを勉強して、なるほど自然はリズムと調和だと気がつきました。いのちの尊さもわからず、自分勝手に生き、病気と縁ができてしまった。それなら病気とつり合わない自分にならなければと気づいて、必死に根性きりかえの勉強をしました。

はじめはものまねでわからないことばかりでした。でも食物をいただきながら、嫌いでも、これは私にいちばん大切なことなのだと言いきかせながら、自然の食べものをよく噛んでいただくと、それが脳にしみこんでいき、だんだん好きなものとなるのです。

好んで食べていたお菓子なども体に良くないとわかり、そのように脳に教えこんでいくと嫌いになっていく。突っ張って治すのでなく、自然のリズムが自然の流れにしてくれる。そんなことを食物や自然療法を通して学びました。

以来、自分にあった食べものや手当て法、生活法、人間関係を豊かにする法などを学んでみて、やはり心が根だと知りました。こう言うと、スラッとそうなったようですが、紆余曲折があって四十年かかってやっとここまできたのです。

大自然によって生かされている人の生命は、調和の良い食息心身により自律神経も安定し、五臓六腑五感も順調となり、健康増進につながるのです。

元気は自然色（食）から

○良いもの　△ほど良くとる　×さける

○健康＝頭涼腹足温（温食中心のバランス良い適度な食、自然に素直が招く）

○病気＝頭熱腹足冷（熱冷食過多、偏食、大食、自然に反逆が招く）

冷　青	涼　黒白	中心に　温　黄	熱　赤
○緑野菜（ニラ、ダイコン葉、シュンギク、ホウレンソウなど） △生野菜、くだもの（リンゴ、ミカン、モモなど） ×コーラ、合成ジュース、菓子類、白砂糖、添加食品 ○葉緑素（緑の濃い葉野菜、野草など）	○海草類（コンブ、ワカメ、ヒジキ、フノリ、寒天、ノリ） ○黒ゴマ、黒豆、干しシイタケ、コンニャク ○ダイコン、キャベツ、ネギ類、セロリ、ハクサイなど ○梅天神、梅肉エキス	○穀類（米、麦、大豆、アワ、ソバ、キビ、ヒエ） ○南瓜、根菜類、イモ類、クルミ、松の実 ×白米、白パン、精白、加工食品 ○胚芽、ハト麦	○みそ、梅干し、ニンジン、小豆、小魚、鯉こく △卵、貝類、白身魚、自然塩、漬物 ×肉類、ハム、ソーセージ、脂っこい魚、精製塩
冷食過多は、体を冷やし、低血圧、貧血、神経痛、虚弱、下垂体質、気管支炎、腺病、悲観などを招きやすい。 ※適度にとれば、涼食の助けとなる。	涼食は、排毒、血液浄化、熱食中和ともなり、自律神経を安定させ、さわやかな快眠快便を招く。 ※なるべくとるよう心がける。	温食中心に、熱、涼、冷食をバランス良くとれば体質も中庸となり健康を招く。心身も温まり、感謝、希望が湧く。 ※良い食も過ぎたるは害となる。	熱食過多は、熱が出やすく、高血圧、心臓病、脳卒中、動脈硬化、糖尿病、ガンなどを招きやすく、イライラ怒りっぽくなる。 ※適度にとれば温の助けとなる。

○季節、風土、体質に合わせたバランス良い手づくりのものが良い。

○味のバランスも大切（陽↑苦鹹甘酸辛↓陰）三味一体加減良く。

〈食は生命をつくり、生命は食をつくる〉
（自然）

Step 3

〝九十歳で若者のごとき〟長寿者に共通する生活習慣

百歳になっても働きながら生きる

世界の三大長寿国は、ソ連のコーカサス地方、パキスタンのヒマラヤ山系の奥地にあるフンザと、南米エクアドルのアンデス山脈の奥の奥にあるビルカバンバだそうです。百歳以上の長寿者が多くおられ、しかも元気に働きながら生きています。

以前コーカサスのグルジア共和国を訪ねて、精神美に鍛えあげられた中で、文明の流れを自分達の努力で阻止してすばらしい世界をつくり、いきいきと生きている長寿者の姿にふれて感動し、本当にいのちを尊く生きるとはこれなのだと大きな学びをして帰ってきました。

また、南米エクアドルのビルカバンバを訪ねたときのこと。ビルカバンバは雄大なアンデス山系の奥にあって、飛行機はロハ市という人口十万くらいの市の途中までしか行きません。それも軍用機で、気流の関係で飛んだり飛ばなかったりあてにならないのですが、運良く私達の場合は二時間遅れで飛んでくれました。

そこからバスにゆられてアンデスの山をくねくねと登ります。雄大な山を眺め、コンドルがたむろし、勇壮な英姿で飛ぶ姿に出あったりして一時間。山並を分けて登りつめた二千七百メートルのところにエクアドル南部の最大の町、ロハ市があります。ロハ市からは下り坂、車で一時間余りでアマゾンの源流へと入って行きます。標高千四百五十メートルの谷川に沿った山道が終わると、突然ビルカバンバの村が目の前に見えてきます。

まず目につくのは、古いスペイン風の家が並ぶ村のたたずまいです。村の中心にカソリックの教会があり、村の人々はまるで時間を忘れたかのようにのんびりと生活しています。ロバがサトウキビを背中に積んでトコトコと通ります。毎日同じ道を往復しているので誰もたづなをとらない。騒音の多い東京とは違い、別天地です。驚いていつまでもロバのいじらしい後姿を眺めました。

村に入ってまず、空気が清澄《せいちょう》でまろやかなことに驚きました。このビルカバンバ村は赤道直下にあっても、高原なので年間を通じて気温は十八度から二十度。湿度は六十五パーセントで最適の状態です。この村に日本の星製薬社長、大谷孝吉さんが応援してつくった病院があり、村の健康管理の重要な役目をしていました。

村についてまず、日本の留学生の林克弘さんの通訳で村長にお目にかかり、長寿者の戸籍を見せてもらいました。戸籍といっても教会名簿の写しです。カソリックでは幼児洗礼をするので、生まれると教会の名簿にのります。が、これは国際的には認められていないので、世界一の長寿者は百二十歳で亡くなった日本の泉重千代さんです。

さてここで、最年長の百三十二歳と言われるホセ・マリア・ロアさんを訪ねましたが、残念なことに老衰で倒れてしまっていてお会いできませんでした。しかし、二十八歳の末娘の方にはお会いすることができました。

「私は父が百歳すぎてからの子で、あまりに年をとっているのでとても嫌でした」と笑っておられました。「父母の結婚は父五十四歳。母は十八歳でした。父は心明るくやさしい人で、カソリックの信仰をもち、常に父母、年長者を大切に、人様を大切に、やさしくにこやかな挨拶、うそを言わない、人に迷惑をかけないことを口ぐせのように言っていました。私もそうした中で育てられました」と言います。

教育は小学校があるだけだそうです。

生活は土の家で、窓がなく、昼でもうす暗い家で、電気も水道もないまったく原始的と言ってもいいくらいの生活です。家の中は土間にベッドが二つおいてあり、家具、調度品は見あたらず、炊事用の煮炊きをする台所らしきものがあるだけでした。便所もなく、風呂もない。生まれてから風呂に入ったことがないという人もいます。入浴がわりに川の水で水浴をするくらいです。

飲み水はこの川の水を沸かさないでそのまま飲み、塩は岩塩を使っていると言います。

土の家に住み、土の上を裸足で歩く自然の生活

次は百二十歳のカルメン・カマチヨおばあちゃんに会うために家に行きましたら、弁当をもってすぐそこの畑に働きに行ったと言われ、あっちの畑だろうと言うので、二十分くらいバスに乗って途中まで行き、また山路を歩いてその畑に行ってみましたがいません。それじゃそっちだと言うので、また十五分ほどバスで行って、また二十分ほど山路を歩いて、やっとめざすカルメンおばあちゃんに会うことができました。

それにしても、こんな距離を当たり前として毎日歩いて暮すこの土地の人々の感覚

の鷹揚《おうよう》さに驚きました。まして、百二十歳のおばあちゃんが毎日歩いてこの畑に通うのです。畑では、娘さんと孫と四人でユカイモを掘ってひげ根をとる作業をしていました。

私も小さいほうですが、私よりカルメンおばあちゃんはふたまわりくらい小さい。食べものを聞くと、自給自足でとれたものを食べると言います。肉も卵も牛乳も動物性のものはほとんどとらず、たまに町に出たときに買ってくるくらいだそうです。

薬草はよく使うし、お茶にしてよく飲むと言う。酒、たばこは飲まない。ご主人は若い頃飲んだが早く亡くなって、今はいないと言う。病気はほとんどしたことがない。若いとき肝臓を少し傷めたが薬草で治って以来、病気はしない。

どうして長生きしたと思いますかと伺うと、神様が長生きさせてくださった。私はただ働くことが大好きで、土に親しんで楽しんで働いてきた。皆と仲良く、多くの楽しい友人知人がいる。前述のホセ・マリアおじいさんもそのひとりで、年上の兄のように親しみ、いろいろなことを教えられて、彼の言うように心明るく楽しく生きてきた。作業ははだしで、歩くのもできるだけはだしで歩く。これは健康にいいからだと言います。

土の家に住み、土の上を直接はだしで歩く。これは毎日土療法をして、土のエネルギーを体に入れているのと同じことです。都会人の我々は、土療法、砂療法（148ページ参照）と言って首だけ出して砂にもぐっていることが、この生活からみるとまるでナンセンスに見えてきます。

朝早く太陽とともにおき、美しい空気を吸い、日没とともに休む。自然そのままの生活です。

こうして話をしているおばあちゃんの表情や雰囲気はやさしく温かく、本当にかわいらしいおばあちゃん、と抱きつきたい思いにさせられます。思わず手を出して握手しました。土で汚れていると尻ごみをしていましたが、汚れたその手はとても柔らかく、幼な子のようでした。顔は日焼けとしわで真黒でしわくちゃ、決して見ばえは良くありません。でも、体を通して中からふき出してくるやさしい柔らかい雰囲気は、百二十年の生きかたの積み上げだなあと思い感動しました。

年寄りの手はかたい。まして労働する手はかたくゴツゴツしていると思ったら、柔らかい手だったのには驚きました。

言葉は通じないのに、何か親しみを感じて、背中をなでさすり抱きかかえました。

その背中もまた柔らかく温かいのです。年寄りの背中ではなく、やっぱり幼児のような背中でした。

私は、この方は本当にストレスがなく、自然のままに心温かく生きてきたのだなあと思い、大きな学びをさせていただきました。

怒り、イライラなど心に暗さがあったら筋肉も緊張するし、神経はくたびれ、細胞もたくなり老化を早めます。しかし、この方は百二十年も気の遠くなるような年月を生きながら、どこにも緊張感がない。そして、このおばあちゃんのまわりには、娘さん、お孫さんがいて、温かくおばあちゃんを包んでいました。

人間の栄養学ではない、自然の栄養学を学んだインディオ

南米のペルーにあるクスコ市は海抜三千四百メートルの高地にあり、赤道直下にあっても涼しい。しかし、慣れないと酸素が少なく、高山病にかかります。

ここはその昔インカ帝国の首都でしたから、インカの謎に包まれた遺跡と文化がた

くさんあるところです。南米の長寿村ビルカバンバの帰り、このクスコに立ち寄り、インカの遺跡に多くを学びました。

そのとき、とくに興味をひかれたのは、インカ時代のインディオが、今も一般とは融合することなく、別な村落をつくり生活していることでした。その生活はまったく原始的なもので、土の家に住み、家具もなく、簡単な台所があるだけです。便所もなく、糞便《ふんべん》は自然の中に還元してしまう。

ペルー政府が学校教育をしようとしても、いろいろな規則のある一般人との生活は窮屈で逃げ出してしまい、規則も何もなく、自由に暮すインディオの生活の中に帰ってしまう。農業をしてとれたもので生きるので、生存競争の波に洗われることもなく、戸籍も必要としないから実数はつかめないと言われますが、自然の中であるがままに心豊かに平和に生活しています。文明国の中で生きるもの達に失われたものが、このインディオの中にあることをいくつも発見して驚きました。

やはり、ビルカバンバと同じように、大豆、木の実、草の実（穀類）、イモ類、野菜が主で、肉はお祭りか特別な行事のときくらいしか食べない。それでいて体格はずんぐりして、小柄ですががっしりして丈夫です。

先進国は栄養状態も良く清潔で、保健医療も良いのに、成人病が激増。不妊に悩む人が増加して、日本でも東北大学で初の体外受精児が誕生したと新聞は大きくとりあげました。

インディオのとても貧しい生活は、先進国のような栄養もとらないし、食べる量も多くはない。そうした生活の中で、不妊に悩んだり母乳が出ないということはまずないと言います。粗食なのによく出る母乳で、子どもは元気に育っています。栄養を多くとれば良いはずなのに、栄養学とは逆の現象がここにもあります。彼らは、人間の栄養学ではない、自然の栄養学を生活の知恵で身につけているようです。

植物の成長と発育を考えるとき、栄養源として窒素肥料を与えると葉茎はよく発育し実もなります。多すぎると成長はしても花は咲かず実もならない。さらに多すぎると枯死してしまう。

この植物に窒素が必要なように、人間や動物には窒素源として蛋白質が必要です。しかし、これも多いほうが良いと言うものではありません。

含水炭素や脂肪は、多い分は脂肪となって体に貯えられ、必要なときエネルギー化します。ですから断食してもこの貯蔵した分を使うので、少しくらい食べなくても大丈夫なのです。

ところが、蛋白質はたくさん食べたからといって貯えができるものではなく、余った分は窒素や尿素として外に出さなければならない。そのため、肝臓や腎臓の負担は大きくなります。これは肝と腎だけでなく、血液を汚し、ほかの臓器の働きも弱め、脳細胞の疲れを早めることとなり、頭の回転も悪くします。その結果、糖尿病やガンをはじめ、成人病が多発しているのです。ところが、インディオの生活には細菌性の病気はありますが、成人病はあまり縁がない。

ネズミの寿命の実験でも、食べたいだけ食べたネズミより、食べものを制限して少なくした場合のほうが、ガンをはじめ、あらゆる病気にかかりにくくなり、寿命が長くなることが確かめられています。

ところが穀類やイモ類に含まれる蛋白質は、量も少ないが、肉や卵や牛乳などの蛋白質は量が多いので、どうしても食べすぎになる。

それともうひとつ問題なのは、植物は酸素を出し、炭酸ガスを吸ってくれて空気を浄化します。

動物は逆に、酸素を吸って二酸化炭素を出して健康を維持します。食物でも、体内で植物性のものは酸素を送りこみ、二酸化炭素を排出させる。つまり血液浄化を助け、血液をアルカリ性にもっていきますが、動物性のものは二酸化炭素を多く出して酸素をとりこみ、血液を汚れやすくするので、少なめが体には良いのです。

彼らは、やはり自然の中で素直に生き、自然を愛する温かい心があり、直感力にすぐれ、文明人の中に失われた力を宝石のように光らせながら生きていました。

自然からの教訓を生活にとりいれる生きかた

ペルーには、かつて三百年の隆盛をきわめたインカ帝国の遺跡が多く見られ、謎を包んだまま今も眠っています。

その中のひとつに、カミソリの刃も通らないと言われるサクサイワマンの石組みがあります。これは三千四百メートルの高地のクスコ市で、かつてのインカの首都にあり、今も残るインカの太陽の祭りの広場となっています。インカ帝国はスペイン人のピサロに一瞬にしてだまし討ちにされ滅ぼされましたが、インカは伝える文字を残さなかったのです。すべてが謎のまま神秘に包まれ眠っています。見事な石垣も、今の技術をもってしてもセメントを使わずにどうしてできたのかわからないと言います。古人の知恵の偉大さに、ただただ驚嘆するばかりです。

またマチュピチュの遺跡は、二千四百メートルのアンデスの峻厳な山の中にある要塞都市です。天然の要塞につくられたこの町は、石垣で段々畑ができ、五千人の食糧をまかなえる農地を山中につくっています。都市地区は太陽の神殿、居住、浴室、日時計などの跡が石組みだけ残されています。水道の設備もつくられている。

この空中都市がいつ誰の手で建設され、住民達もどこに消えたのか、千古の謎となって眠っています。この厳しい山の中にどうしてこれだけの石垣を積み、文化都市をつくれたのか、石垣を見るだけで驚き、自然に生きた古人の知恵と直感力に、感動するばかりでした。

このマチュピチュは、三方が断崖になっている山頂につくられた天然の要塞です。遺跡は一九一一年アメリカのエール大学のハイラム・ビンガム教授が偶然発見しました。以来この遺跡のために街ができ、世界中からの見物客でにぎわっています。

このクスコ地方を中心としたインカの住民インディオの主食は、トウモロコシとジャガイモです。味つけにはトウガラシや香りの強い野草を使い、トマトと一緒にすりつぶして食べます。干した野菜を煎じたり飲んだりする原始的な生活で、文明国の人間から見ると実に貧しい生活です。

家も土でできていて、家具などはなく土間に寝ます。成人病などはごく少なく、母乳の出ない母親はここでもほとんど見られないそうです。

奇妙なことに、これが都市生活をして口ざわりの良いおいしいものを食べだすと、食べすぎてしまい、口角炎、結核、心臓病といった病気が増えてくるのです。集落で貧しく自給自足しているインディオのほうが健康でおおらかだと言います。

メキシコのインディオの調査をされた共立女子大学の泉谷希光《まれみつ》教授も、同じようなことを言っておられます。

開拓時代に、トウモロコシを主食にしていたアメリカ人にペラグラ（黒皮病）という病気が多発しました。ところが、同じトウモロコシを主食にしているインディオにはまったくない。なぜかと言うと、インディオは完熟したかたくしまったものを食べ、甘くおいしい未熟のものは食べないからです。

完熟したものは、未熟なものに比べて蛋白質が数倍も多く、さらにペラグラを防ぐトリプトファンが実の中には十分に含まれています。そればかりでなく、胚芽がしっかり育って、その中にビタミンEをはじめビタミンB群やカルシウム、酵素が多く、次の世代を養うミネラル、ビタミンなど、多くの微量成分が含まれているのです。すばらしい自然の思いやりと親切がここにもありました。

インディオは、大地とともに素直に生きて、この自然の教訓を感覚で身につけていたのです。

例えば大豆は栄養価の高いもので、日本はもちろんのこと、世界の長寿者が好んで食べている食品です。ところが、大豆が熟す前の青い状態にある枝豆は、大豆の十分の一もないのです。我々がおいしいと食べている食べものの多くは、加工しすぎであることを、このインディオの生活から考えさせられました。

穀類をわざわざ精白したり、玄米を白米にしたり、小麦の外の皮であるふすまをはいで真白くした小麦粉を食べたり、添加物を利用したり……。おいしいと食べているもののほとんどが、自然から遠くなってしまっています。

だからと言って、インディオの食事や生活が全面的に良いと言うのではありません。彼らのような生活を我々はできませんが、今の日本の中に失われている大事なものを教えてくれます。

手足を動かし、かたいものを食べているとボケない

二十五年ほど前、沖縄で健康運動をしていた頃、当時百三歳の比嘉ウシさんという長寿者に何度かお目にかかったことがあります。

このおばあさんは百歳をすぎているというのに手足がしっかりとしていてよく歩き、よぼよぼなどしてはいません。毎日畑に出て働いておられる。これを人々に分けてあげるのが何よりも楽しく、困っている人がいると聞くと、どこまでも出かけていって助けてあげる。そうしているうちに、とうとうキリスト教の教会をひとつ建ててしまったという人です。

食事はごく簡素で、昔から腹八分目で食べすぎたことはなく、おいしくてもまずくても、お腹に聞いて腹八分目。大豆、みそ、ゴマ、豆腐、海草、野菜が好物で、肉や魚はあればときおり少し食べるくらいだそうです。

沖縄豆腐は海水でつくるかたい豆腐で健康的ですが、この豆腐を毎日食べます。昔はサツマイモが主食でしたが、今は麦飯。しかし、玄米などのほうがもっと良いと言って、炒り米をつくり、大豆も炒ってまぜ、ゴマを入れたものをポリポリとかじっておられる。これが体に良いと言われます。

甘味は黒砂糖を少しと、黒砂糖でできた菓子少々。昔から甘いものはあまり食べないほうだったそうで、今でもあまり食べない。間食はまったくしない。もうこれが習慣になってしまったと、にこにこ笑っておられました。百歳をすぎても歯は丈夫で、炒り豆でも食べられる。まったく驚異的なおばあちゃんです。

人相は柔和そのもの、すばらしい福相でした。人のために働くことを楽しみ、苦労も喜びにかえていく生きかた。生きた努力の実りを見させていただきました。

このおばあちゃんも、かたいものを食べることが大事であることを、百年の歴史の歩みの中で、体で学んでこられたようです。

手足を動かし、かたいものを噛む。これは脳につながっていて、噛むことによって脳細胞はよく活動します。だから脳がいつまでも若々しく、お元気でいられるのだなあと感動はつきませんでした。

おばあちゃんは「神様と先祖様のおかげで長生きさせてもらいました」と言われました。温かくいきいきとした体温が伝わってきて、大いに勇気づけられたことを覚えています。

孫である嶺井百合子さんは四十八歳で、当時の琉球政府社会教育課主事をしておられましたが、このおばあちゃんの生きざまを絶賛し、「愛の何たるかを教えられました。そして今、社会教育のために少しでもと思って私が働けるようになったのも、この祖母から学んだことが大きいのです」と言われました。

人相、手相、骨相などは、その人が生きてきた心の通りを表現します。自分で手の線を書いたのではない。自分でこのような人相になりたいと思ってもそうならない。自然が心の姿のままを人相、手相、骨相へと描き出してくれます。

このおばあちゃんの人相のすばらしさは、しみじみと生きることの尊さ、自然にそって生きることが何であるかを教えてくださいました。

このおばあちゃん、百七歳で天寿をまっとうされ今はおられませんが、内からこみあげてくる迫力は、今もなお脈打って生き続け、私を励ましてくれるのです。

Step 4

治りにくい病も、肝臓・腎臓が回復すれば健康はもどる

自然療法では、どんな病も〝肝臓〟に注目する

健康の要は、肝と腎。大切な浄化槽です。

自然療法では、この肝と腎をどんな病気でも大事にします。

肝臓は右乳の下にある大きな臓器です。腎臓とともに体の浄化槽です。毒素や老廃物を流し、また公害物や食品添加物など体を害するものを排泄するために、一生懸命働きます。ですから、この浄化槽が弱ると難病や慢性病をおこしてしまいます。

肝臓は食べたものを処理する工場です。食べたものは胃腸から最後に肝臓に吸収され、この肝臓が働いてくれて処理します。食品添加物や毒素なども、肝臓ができるだけ体の外に出すように働いてくれます。また、吸収した栄養分を体にまわしてくれます。

肝臓が悪くなると食欲がなくなるので体は弱ってしまいます。肝臓は肉と砂糖が苦手で、過剰になると疲労します。

精神的苦痛やイライラ、美食、暴飲暴食は肝臓を傷める原因です。肝硬変や肝臓ガンなどはその最たるものです。肝臓はいちばん大きな臓器で、がまん強くがんばり屋です。

肝臓の働きは胆汁の生産と管理、蛋白質の合成、老廃赤血球の処理、有毒・有害物質の解毒、ホルモンやコレステロールの調節にも関係しています。

とくに大きな働きとしては、ブドウ糖をグリコーゲンにかえて筋肉に貯え、必要に応じてブドウ糖にもどし、エネルギーにすることです。ブドウ糖は穀類、イモ類などの含水炭素がエネルギー化したもので、脳や内臓などの活動源として、どうしても必要なものです。玄米、ゴマ、豆類、雑穀など胚芽のあるものは頭を良くします。また、体のカロリー源となるのです。

さらに、肝臓と筋肉は密着している親子のようなもので、深いつながりをもっています。

肝臓が悪くなると「イライラする」「怒りっぽくなる」「感情的になる」といった症状が出てきます。怒ると筋肉がふるえ出し、相手と闘いたくなって戦闘的になります。

そのとき、筋肉は臨戦体制をととのえるために、筋肉内にある老廃物や毒素を早く肝臓に集めようとします。こうして、怒りは神経を疲労させ、細胞を硬化させ、病のもとをつくるのです。

不平不満の多い人は肝臓に要注意

カーッと怒ると、十秒もしないうちに、全身の筋肉から肝臓に毒素が集まります。これを肝臓は重荷を負いながら、苦労して徐々に解毒します。

このような生理のしくみから、怒りやすい人ほど肝臓を傷めているわけです。だから食物だけでなく、心の置きどころも大切だということです。

お酒を飲みながら、どなりちらし、グチをこぼし怒っている人は、肝臓病まっしぐらで仲良しになりたい人です。女性でもヒステリーをおこし、いつもプンプン怒っている人や、「何もわかっていないくせに、ちっともわかってくれない」などと、不平不満の多い人も肝臓病に要注意です。

その上、食品添加物入りの加工食品がどんどん入りこんだら、肝臓は解毒処理に追われて休む間がないので、疲れてダウンしてしまうのです。

全身の筋肉から有害物質を集めて肝臓で処理しますが、その運搬者は血液です。肝臓が弱れば、この血液もともに汚れます。前にもふれましたが、血液が汚れると全身が不健康へと突進してしまうのです。

肝臓の働きが十分できなくなると、汚れが残ってよどんできます。それがたまったのが病気です。それぞれの弱いところにしこりが残り、病気となって現れてくるのです。

肝臓が丈夫だと、〝肝《きも》が座る〟といってドシッとしてきます。これは全身の浄化にもつながるので、全身が明るくなります。何度も言いますが、体は小宇宙ですから、ラクに宇宙のエネルギーとつながって、見えない生命力が入るのです。肝臓を丈夫にすることこそが、いちばん早い健康法です。

疲れたら、肝臓をゆでコンニャクで湿布（106ページ参照）します。これはコンニャクを十分ゆでて、熱いところをタオル二枚くらいに包んで二十〜三十分温めるだけですが、これだけで肝臓の疲れがとれ、浄化を助けてくれます。

弱ったり疲れたときは、まず肝臓の手当て。怒りたくなっても肝臓をコンニャクで温めると、中から安らぎが生まれ、健康になっていきます。

病人はとくにこの手当てが大切です。怒るにも、食べるにも肝臓を忘れることなく、慈しんで仲良くしていきましょう。

腎臓が疲れると便秘になる

腎臓は頭の次に複雑微妙な器官で、背骨を中心に腰より少し上の両側にある小さな臓器です。その働きは偉大です。

まず、血液の汚れをとる浄化槽の働きとして、不要な老廃物が体にたまらないように尿として体の外に出します。

尿は腎盂《じんう》を通って、筋肉の収縮で膀胱《ぼうこう》に集められます。そのほかに体の水分、塩分の調節をし、過剰な酸やアルカリを外に出し、酸とアルカリの調節をしてくれます。

老廃物を出すとき水分が必要ですが、体にこの水分が少ないと、腎臓は少ない水分を調節して働くので過労となり、そのために尿が濃くなります。

また、食べもののバランスのくずれや食べすぎが老廃物を多くするので、その処理のためにも過労となり尿が濃くなります。

それは〝気をつけてくれ〟という信号です。血液浄化ができないと、全身の血の汚れとともに疲労がとれず、力が出てきません。腎臓結石なども、流すべきものが流れず、ためこんだものの姿です。

腎臓が疲れると、胃腸に負担がかかるため、便秘の原因となったりします。

また、大食、過食、塩分のとりすぎ、酒の飲みすぎなどで、水をガブ飲みすると、その多い水分を体の外に出すために腎臓はフル回転します。

その結果、腎臓が疲労してしまうと、出すべきものを出せなくなり、体の中に残すことになってしまう。

さらに、肉の食べすぎ、白砂糖のとりすぎ、加工食品に含まれる食品添加物などは、酸を多くして血液を汚します。それでは腎臓はたまりません。働きすぎてダウンする。これが腎臓病です。

〝蛋白質が足りないよ〟と言われると、動物性食品には蛋白質が多く含まれているから食べなくてはと思いがちですが、過剰に摂取すると腎臓は大変です。

その上この頃は、運動もせず汗も流さず、食べる量だけが多かったり、甘いジュースや間食の量が多かったりします。腎臓病や肝臓病、ガンが急に増えだしたのも食生活の間違いが大きいように思われます。

肝・腎の疲れが、病のモト

体は独立して働いているのではありません。支えあい、助けあいながらつながっています。

浄化槽である肝臓が処理しきれないと、そのひずみを腎臓が負うことになり、それすら満足に働かないと、血液の浄化がとどこおってしまいます。すると、赤血球は栄養分も酸素も運べなくなります。白血球はバイ菌を殺したり、炎症を防いで病気を予防する力を出せなくなり、血小板は弱って細胞にも活力が出なくなります。それで肺はよけいな炭酸ガスを出し、酸素を送るためにフル回転。心臓は足りない酸素を送ろうとして回転が速くなる。そして疲労してしまう。これが病気のもとなのです。

自然療法の手当てでは、どんな病気も、また疲労でも、まず肝臓と腎臓を大事に手当てをするのはこのためなのです。

現代は機械化され、ラクをして便利さの中で生活していますから、何ごとも手っとり早く、苦労せず良い結果を望みます。それで、あれが良い、これが良いと部分的な健康法が出ては消えていきます。

例えば、カルシウムが頭のためにも神経のためにも大切だと聞けば、カルシウム剤で効果を願う。化学合成の炭酸カルシウムやリン酸カルシウムなどは、腎臓に負担となり、細胞は硬化し結石などをつくるため、腎臓結石や高血圧が急に多くなっています。ビタミン剤にしても同じで、人工的な化学薬品に頼るのでなく、自然の恵みで育つ未精白穀類、ゴマ、根菜類、葉野菜、海草、木の実、草の実など、大地に直接根づいて育つものは、カルシウム、ミネラル、ビタミンも多く、腎臓の薬です。自然栽培の野菜、穀類ならなおさら大きな力です。

また、暑い夏など汗をかくので、水分を補給します。しかし、水ばかり補給しても、体の細胞や血液を中庸にしてくれる無機質や塩分が足りなくなると、働きがにぶって浄化できません。体調にあわせて、夏は水分とともに塩分もとらなければなりません。

ただし、塩は市販の精製塩（化学塩）ではなく、自然塩を使うことです。必ず空炒りして使うこと。毎日梅干しを食べることも大切です。塩味の小豆を食べると尿が多く出るので、便通を助けます。お茶も自然の番茶、ビワ葉茶を飲むとか、スギナ、ハト麦、トウモロコシの毛、オオバコ、カキドオシなどの薬草も尿を出し、体の浄化を助けます。

脾《ひ》臓《ぞう》が健全なら、新陳代謝も活発になる

次に脾臓ですが、左の脇腹にある小さな臓器です。

脾臓は胆汁に関係があり、胆汁は肝臓から分泌されて胆のうに貯えられます。これが十二指腸に分泌されて脂肪を消化し、小腸からリンパに吸収され、リンパが全身に運びます。この胆汁は強力な殺菌力があり、全身の細胞に活力を与える強力な働き手です。これが弱ると細菌やウイルスにおかされ、盲腸炎、中耳炎、肺炎、関節炎、カリエス、腫物《しゅもつ》、各種伝染病などの炎症をおこします。食中毒なども脾臓の働きの悪い

人がなりやすいのです。

ですから細菌におかされる病気などは、胆汁の分泌と循環を良くする方法をとれば容易に治せるものです。黄疸《おうだん》、胆のう炎、胃けいれんなども、すべて脾臓を正常に働かせると治ってしまいます。

しかし胆汁にとかされた脂肪は、小腸からリンパによって吸収されますから、小腸の働きも大切です。このように脂肪はリンパによって全身にまわされますから、脾臓が悪いと、肝臓も働けなくて脂肪代謝が悪くなり、肥満体となったり、リウマチ、肩こり、腰痛、首がまわらない、体がかたいなどの症状がおこります。荒れ症、脂性、皮膚病なども、肝臓、腎臓を良くすることによってきれいになりますから美容法でもあります。

また、いぼ、ウオノメ、こぶ、しこりなども脂肪代謝が悪いためです。子宮筋腫、卵巣膿腫《のうしゅ》などもこの類です。痰《たん》や鼻汁が多くなったり、のどや鼻がかわいてヒリヒリした感じがしたり、便秘、下痢、汗が多すぎたり、少なすぎたり、尿が多すぎたり、少なすぎたりなども、たいてい脾臓に関係があります。

また、脾臓が悪いと甲状腺の働きにも異変がおき、バセドー病などになり、これが原因で新陳代謝がくるって高血圧、低血圧、神経異常からそううつ病になったりします。新陳代謝にむらができて、神経性心臓病や自律神経失調といったことにもなります。

脾臓は臓器のリンパ腺の親玉と言ってもよく、内臓の疲れや炎症があると、それをカバーするために脾臓が炎症をおこします。すべて慢性化した病気の場合、脾臓は腫れて弱った内臓をカバーする働きがあるので、脾臓を冷やすことによって炎症をおさえ、脾臓の活動を促すと、病気も好転します。

日常生活を健康にすると、肝・腎・脾が回復する

大切な肝臓、腎臓、脾臓の働きをよくするための、日常の注意点をまとめてみましょう。

①自分の食欲にまかせたわがままな食べかたをやめ、自然の食物を大切にして過食しないことです。

②丹田（下腹）を養うために腹式呼吸を朝七回し、お腹を手のひらで時計の針と同じ方向になでること。足心（足の裏の中心）の運動をする（棒ふみなどもよい）こと。つとめて歩くことを心がけること。足心を刺激する健康ぞうりなども良いでしょう。

③入浴は半身浴が良い。上がるときは足に十分水をかけて上がること。

④寝るときは、うすい敷ぶとんが良い。

⑤寝るときに冷えるのは、血液の循環が悪いからです。足が冷えるのは腎臓のためにもよくありませんから、足浴法、棒ふみ、天足法をすると良い。

⑥天足法はあおむけになって寝て、足をゆっくり曲げてから勢いよく上にのばします。これを四十〜五十回くり返します。これは丹田と足心の調和をとり、全身の働きを助ける非常に大切な運動です。ただし、三日坊主でなく続けてすることが大切。続ければ丈夫になります。

⑦腎臓、肝臓をショウガ湿布したり、ゆでコンニャクで温める（106〜112ページ参照）。それと同時に脾臓を十分冷やします。氷水で絞ったタオルか冷コンニャクでします。腎と胃を冷やさないよう真横腹に当てる。左の脇腹には脾の経絡《けいらく》が通っています。経絡とは、宇宙の気の通る経《みち》で、十分冷やすことで脾臓の炎症が治ります。

重症の場合は冷やす前に五分間からし湿布（175ページ参照）をします。そして肝臓と脾臓の治療が終わったら、腎臓を三十分温め一分冷やします。

また、腎臓と足心にからし湿布を貼り、ピリピリしたらとる。または足心をコンニャクで三十分温めても良い。乳幼児なら足心を十分温めるだけで腎臓の治療はいりません。病人の場合はこれがいちばん効果的です。手当ては空腹時が良く、食後すぐはさけて、食前か少なくとも一時間はあけてからします。

肝・腎・脾の手当てをすることで、どうしても治らない病気も快癒することが多く、スモン病、筋ジストロフィー症、膠原《こうげん》病、ガンなど難病奇病といわれるものにも大きな効果をもたらします。慢性化した方や難病の方は、特別な場合のほかはすぐ治るわけではありませんが、あせらないで着実に実行してください。

〈肝・腎・脾の回復療法〉コンニャクの温湿布

コンニャク二丁を十分ほどゆでて、これをタオル二～三枚に包みます。そして下腹（丹田）と右脇腹（肝臓）の上において三十分ほど温めます。そのとき同時に冷たいタオルで脾臓を十分冷やします。その後、冷たいタオルでふいて一分間静かに休ませ

コンニャクの温湿布

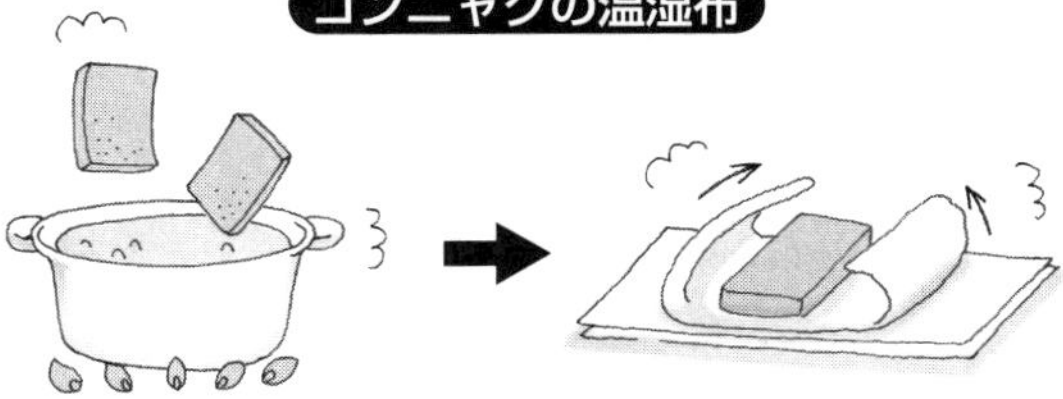

①コンニャク2丁を10分間ゆでる。
②タオル2〜3枚に包む。
③下腹(丹田)と肝臓の上に30分、うつぶせにして腎臓の上を30分温める。

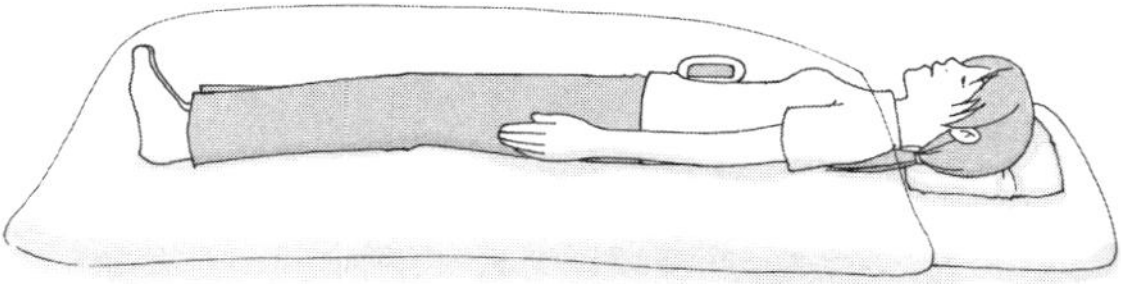

肝臓と腎臓の位置

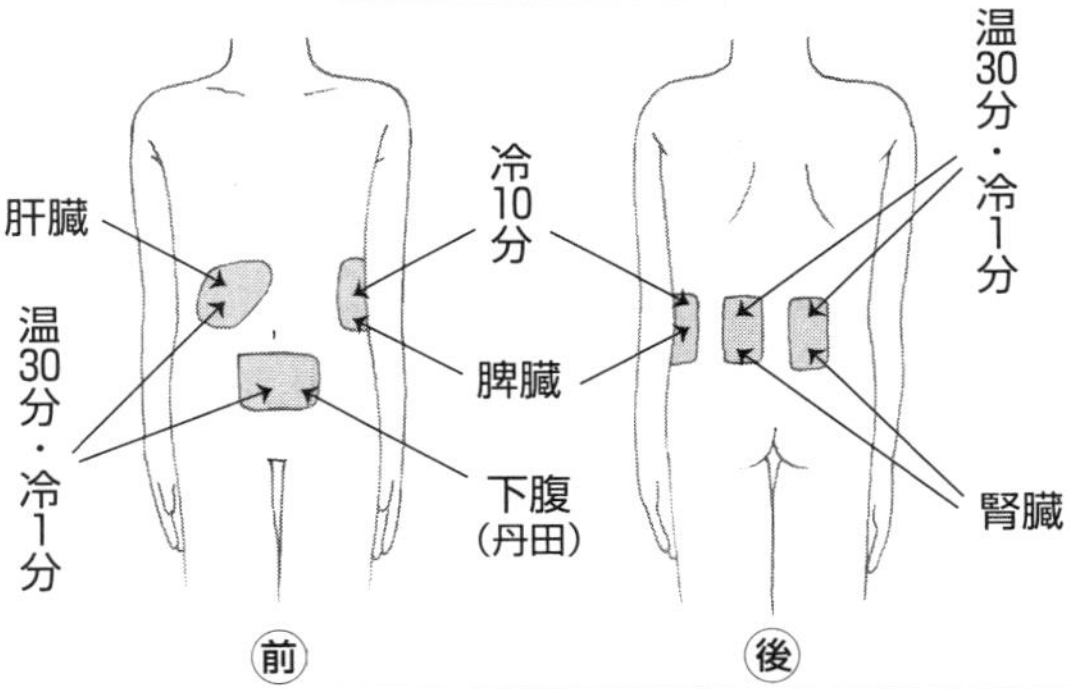

ます。一時間くらいは温かいので同じコンニャクを腎臓（背中の腰より三センチほど上の背骨の両脇二つ）に当てます。これも三十分くらいします。終わったコンニャクは水の入った容器に入れて、冷蔵庫へ入れておき、またゆでて小さくなるまで何回でも使えます。

胃腸病、かぜ、熱、慢性病、ガン、高血圧、腎臓、肝臓、糖尿、結核そのほか疲労には大変良い方法です。体内の毒素を出し、新陳代謝を助け、肝と腎を刺激してよく働かせますから全身の強壮法です。お通じ、尿の出もよくなります。

かぜをひいたとき、疲れたときなど、梅干しに番茶または薬草茶などをさして、種だけ残して熱いところを飲んでから、この湿布をするといっそう効果を増します。

昔の人はコンニャクを「腸の砂おろしをする」と言いました。コンニャクが腸の毒素、不要物を吸い出してくれるのです。手当てをすると体の毒素を吸い出してくれます。

〈肝・腎・脾の回復療法〉ショウガ湯の湿布

用意するものは、ひねショウガ百五十グラム、おろし器、水約三リットル、木綿袋、

ショウガ湯の湿布

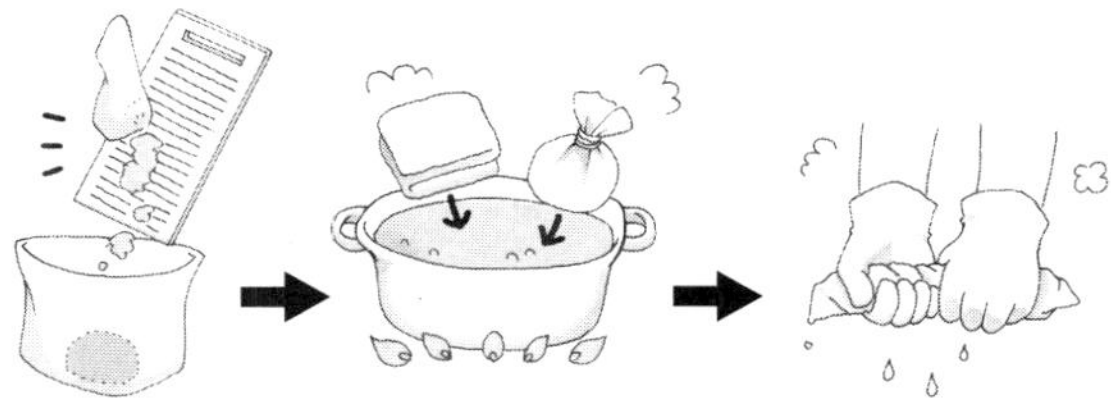

①ショウガを150gすりおろして木綿の袋に入れ、口をしばる。
②70℃になったらショウガの袋を入れる。湯の温度は70℃に保つ。
③ゴム手袋をしてタオルをひたし、固く絞る。

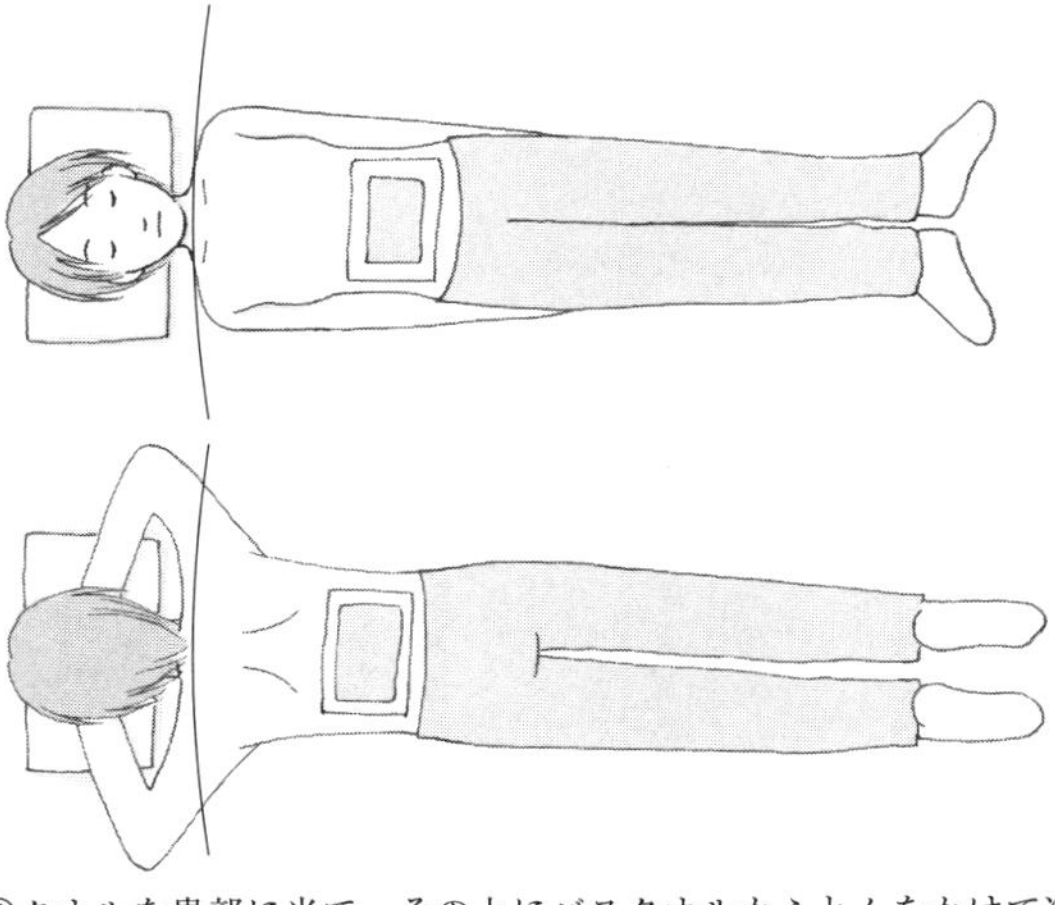

④タオルを患部に当て、その上にバスタオルかふとんをかけて冷えないようにする。さめたらとりかえる。
⑤④を7～8回、約20～30分くり返し、最後は冷たいタオルでサッとふく。

厚めのタオル四枚またはバスタオル二枚、大きめの鍋（水三リットルが入るもの）。

1、ひねショウガを皮ごとおろし、木綿の袋に入れる。ショウガは芳香の強いものが良い。

2、鍋に湯を沸かし七十度くらいになったら、おろしショウガの入った袋を入れて汁を出し、ショウガ湯をつくる（この場合、水からショウガを入れたり、ショウガを入れて熱湯を注いだりしないこと。効果を失います）。湯は七十度よりさめないようにとろ火にかけておく。ただし、沸とうさせると酵素が死んで効力を失うので注意。

3、厚手のタオル二枚を重ね二組つくるか、バスタオル二枚で交互に、ショウガ湯にひたし、固く絞って湿布する。さめたらとりかえる。熱さを調節して、気持ちの良い状態を保つように注意する。この上にバスタオルか毛布をかけ、冷えないようにする。

4、こうして交換すること七〜八回、約二十〜三十分（弱った病人なら疲れるので時間を短くしても良い。様子を見ながらすること）。子どもは十分くらい。お腹の底まで温まり、ラクになります。

5、仕上げに冷たいタオルでサッとふき、細胞をひきしめ、血行を持続させる（病人などで冷たいのを極端に嫌がる場合は無理をしない）。

このショウガ湿布は空腹時にすること。湿布の前後は風呂に入らないこと。翌日は新しいショウガ湯でやること。これは簡単なように見えても少し手がかかりますが、真心から出てくる手当ては、大きな効果をもたらします。お義理や形式では効果は少ない。手当ては真心が大切です。疲れたときなど自分でコンロの前に座ってしても、疲れがとれます。

残ったショウガ湯で足浴しても、水虫を治し、血行を良くして疲れがとれます。ガンそのほかの難病者、慢性病者などは、ショウガ湯が毛穴を開き毒素を引き出すため、黄色いショウガ湯がガス体と結合して黒くなるほどです。

痛みを伴う病気や疲労などのとき、ショウガ湿布は痛みをとり、毒素や疲労素をとる大変有効な手当てです。内臓の痛みや炎症、ガン、婦人病、肺炎、尿道炎など炎のつく病気や、神経痛、リウマチ、肩こりなど、ほとんどの病気に適用できます。

痛む部位は一般に、毒素が流れないで集合し酸性化しているので、その部分の血管や細胞組織に血液が流れなくなります。そこに毒素と血液が結滞して、神経が圧迫されたりして炎症をおこすため痛みがおきるのです。ショウガ湿布をすると、その部分が赤くなって、血行を盛んにしてくれ、痛みはとれていきます。

まず浄化槽の肝臓と腎臓を温めてから患部を手当てします。このショウガ湿布はまず毛穴を開かせ、細胞の奥深くまで浸透して汚れを引き出し、酸毒化した血液を追い出します。また皮膚も呼吸していますが、ガス体などの老廃物も出すので非常に気持ち良い。お腹を二十〜三十分。そして腰を二十〜三十分温めますが、この間に七〜八回とりかえるとお腹のしんから温められ、細胞が活気づいてよく働き出します。気持ち良いので眠ってしまうほどです。

リウマチや打撲、筋肉痛、ねんざなどは、いきなりイモパスター（165ページ参照）をすることもありますが、ショウガ湿布した後にするといっそう効果を増します。胃潰瘍、胃ガンなどや、熱をともなう場合も、この後にイモパスターをすると気持ち良く痛みがとれます。

〈肝・腎・脾の回復療法〉ビワ葉コンニャク温湿布

ビワの治療法は、お釈迦様がビワの葉をあぶって患部に当てる方法を教えられたこ

ビワ葉コンニャク温湿布

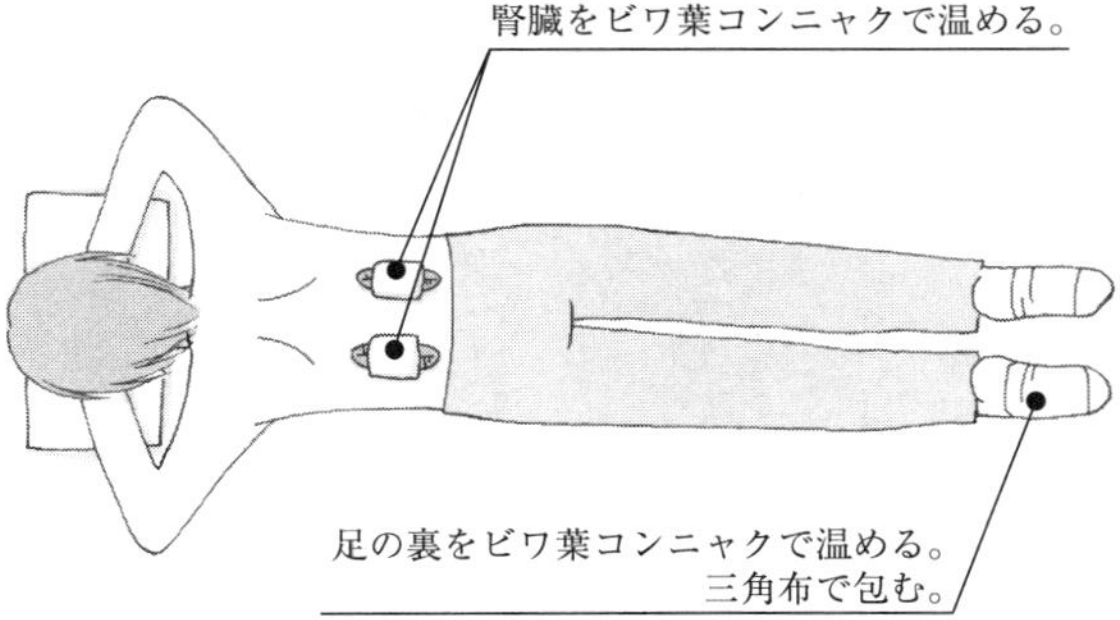
腎臓をビワ葉コンニャクで温める。
足の裏をビワ葉コンニャクで温める。
三角布で包む。

温30分冷1分

(子ども、老人は半分の時間で良い)

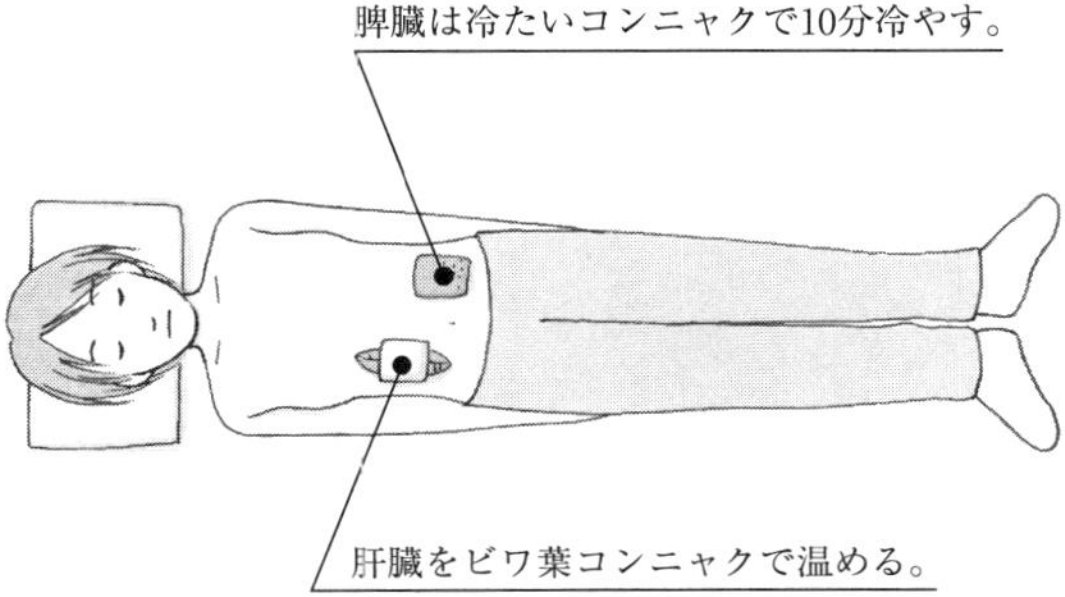
脾臓は冷たいコンニャクで10分冷やす。
肝臓をビワ葉コンニャクで温める。

とに由来すると言います。このことからビワの葉療法は仏教とともに民間に伝えられてきました。

日本でも民間医学の大先輩であられた築田多吉氏や、人間医学社の大浦孝秋氏もビワの葉療法の偉力を説いておられます。

ビワの木は、病人のうなり声を聞いて育つから屋敷に植えるなとか、青酸毒があるとか言われてきました。それは迷信で、病人のうなり声を消します。青酸は毒ですが、青酸配糖体という物質として入っています。これがアミグダリンというガンも治す力となります。

一家に一本ビワの木を植えておくと、熱、内臓の病気、炎症、怪我いっさいに役立ち、助けられます。地方によっては「医者いらず」というところもあるそうですが、本当に医者いらずです。

ビワ葉コンニャク温湿布は、コンニャク療法（106ページ参照）のように、コンニャクをゆでて芯まで熱くします。これをタオル二〜三枚くらいに包んで温度を調節します。患部にビワの葉の表のツルツルしたほうを肌に当てておき、その上に包んだコンニャクをおきます。

ビワの葉は熱によって成分が体内深くに入りますから、必ず肌に直接ビワの葉を当ててコンニャクをのせます。そして、その上から動かないように三角布のようなもので巻いて結んでおきます。三十分くらいしたらとります。最後に冷たいタオルでふいて終わりです。

ガンの痛みや、せきがひどく気管支が痛む、腰痛、ギックリ腰で動けないときなど、痛みをとってくれます。コンニャクをゆでるだけですから気軽にできます。

せきが止まらないとき、ぜんそくの人などにも良い療法です。

Step 5

「体から毒素を出す」のが健康維持の秘訣です

老廃物や毒素を体の外に出す玄米の力

玄米を主食としてきた日本人ですが、玄米には農薬が白米より多く、ことに脂肪分は外皮に多いので危険だという懸念が多少なりともあるようです。しかし、それは論理上のことであって、実際に食べてみての結果ではないのです。

消化分解して力となる体の生理はどうかというと、白米より玄米のほうが公害物質を体の外に排出する率ははるかに高いのです。

玄米食を研究して、五十年くらい玄米を食べておられる沼田勇医学博士は、玄米の場合フイチン酸やイノシトールという成分によって排泄作用が盛んなので、農薬のほとんどは体の外に排泄される。白米は、そのほとんどが出されないで体内に残るから、危険度からいえば、外皮をとった無防備の白米のほうが危険だ、と結論づけています。

広島で原爆を受けた患者で、とても治らないと言われた方が、玄米菜食を忠実に実行され、見事に完治されました。もっとも、本当に大丈夫と自信がついたのは、五年

玄米の中に含まれる成分の働き

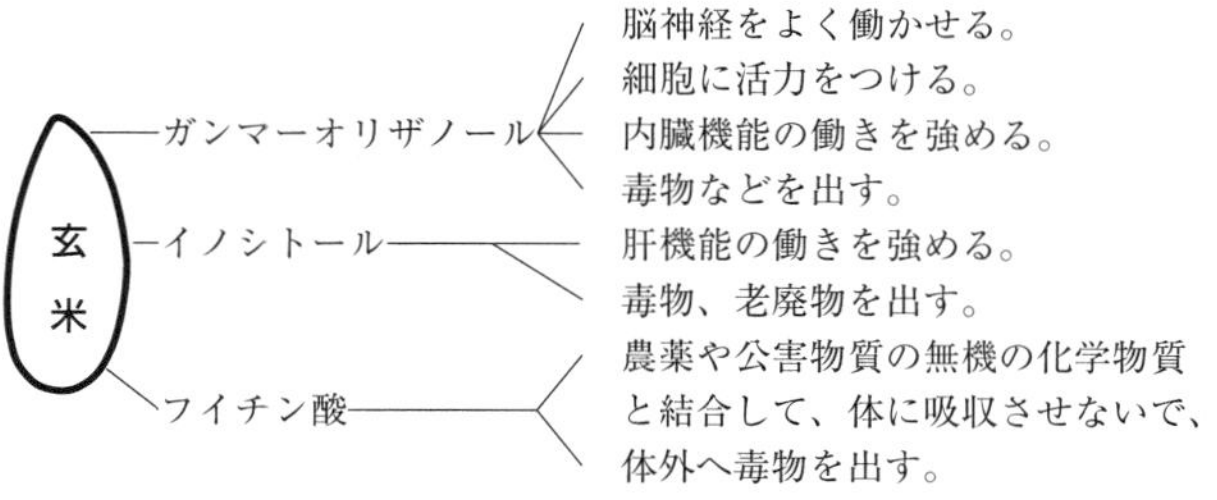
玄米
ガンマーオリザノール
脳神経をよく働かせる。
細胞に活力をつける。
内臓機能の働きを強める。
毒物などを出す。
イノシトール
肝機能の働きを強める。
毒物、老廃物を出す。
フイチン酸
農薬や公害物質の無機の化学物質と結合して、体に吸収させないで、体外へ毒物を出す。

後だったと言います。こんな方を私はまだほかに三人ほど知っています。また、長崎で被爆した方で、玄米食をしていたのでその害を受けずに無事だった例もあります。

　玄米の中には分析には出てこない生命のもととなる成分がたくさんあり、それを未知成分と言っています。これはひとつの例ですが、分析に出てくる栄養素の中で、最近とくに注目されだしたのがフイチン酸です。

　百グラム中の玄米には二百四十ミリグラムのフイチン酸が含まれていますが、白米には四十一ミリグラムしかありません。フイチン酸は放射能物質、水銀、鉛などの重金属ともよく結合する性質があります。フイチン酸はビタミンB群の中のひとつであるイノシトールと六個のリン酸が結合したもので、公害物質と結合して体の外に出す働きをします。つまり、玄米菜食型の人ほど、これらの有害物質をほとんど吸収することなく排出しているのです。

ところが、酸性で有効成分をぬきとった白米や肉、白砂糖、人工甘味その他、食品添加物入り食品を中心とした生活をしている人の血は酸化され汚れていますから、有害物質を排泄できず体内に残してしまいます。

それでも「好きなものを食べて自由に暮したほうが良い」と言う人は多いものです。ご自由ですが、それで頑固な便秘に悩み、年齢が進むとともに脳卒中、半身不随、心臓病で苦しむことになってしまいます。こうした人々の大半は快便ではないのです。

白米に肉や魚をたっぷり、卵、チーズ、ハム、そしておやつは白砂糖や人工甘味料をたっぷり使った和洋菓子などを好んで食べています。これでは快便に恵まれないはずです。玄米には外の皮が残っているので繊維が多く、腸の働きを助け、腸内に宿便がたまるのを防ぎ、浄化作用があります。

それに玄米を主食にすると、白米とは比較にならないほど安く上がって、しかも健康になっていきます。

白米だとビタミン、ミネラル、蛋白質、脂肪などが不足します。それを補給するのは肉、卵、魚、ハム、くだもの。どうしてもお金のかかる副食を多くとることになります。お金をかけて健康で医者いらずならいいのですが、現実はその反対で、文明病があまりにも多いのです。お金をかけて体を弱くしているなど〝愚の骨頂〟というべきです。

玄米と白米の栄養比較(コメ100g)

成　分	玄　米	白　米
蛋白質	7.4g	6.8g
脂肪	3.0g	1.3g
炭水化物	71.8g	75.5g
灰分	1.3g	0.6g
カルシウム	10.0mg	6.0mg
燐	300　mg	140　mg
鉄	1.1mg	0.5mg
ビタミンB_1	0.54mg	0.12mg
ビタミンB_2	0.6mg	0.03mg
ナイアシン	4.5mg	1.4mg
ビタミンE	10.0mg	1.0mg
カロリー	351　cal	351　cal

(科学技術庁資源調査会編「四訂日本食品標準成分表」による)

それに輪をかけて、栄養が足りないと大変と不安ばかりが残り、体内に入れることを考え、ためこみがちです。枝葉を追い根を忘れると浮き草となり、それでは心は安まりません。

大切なのは心の安らぎですが、この安らぎを失ったら、血液はにごり、神経を疲れやすくして、不健康のもとをつくっていくことになるのです。

玄米はどんな体質の人でも、体質改善の効果がある

玄米はどんな体質の人が、どの季節に食べても、体質改善の効果を確実に現します。慢性病や病的症状は、体質の偏りによって生まれるので、どんな障害も生命力に満ちあふれた玄米を食べることで快方に向かうのは必然で、公害も流してくれます。

玄米がどれほどすばらしい力をもっているかは、白米と比較してみればわかることです。玄米と白米を成分的に比較してみると、前ページの表のようになります。

玄米の果皮と種皮は、脂肪、蛋白質、セルローズ（繊維素）などの大切な成分を含有しています。

とくにセルローズは、それ自体では消化しにくい成分ですが、ほかの食物の消化吸収を助け、腸の働きを促進し、便秘を解消します。しかも、セルローズの一部は腸内細菌の作用を受け、ビタミンA・B_1・B_2・B_{12}などに生合成されるという大きな効果があり、整腸作用を助け、病気を予防します。とくにガンの予防、治療に大きな役割を

はたします。

また、糊粉層と胚芽には脂肪、蛋白質、ビタミン類、ミネラル、カリウム、マグネシウムなどが含まれています。とくに胚芽は、米の生命が宿っている最も重要な部分で、ビタミンA・B_1・B_2・B_{12}、ニコチン酸、パントテン酸、葉酸、ビタミンEなどを含む天然の栄養素の宝庫です。

これにひきかえ白米は、大切な果皮も種皮も糊粉層も胚芽も除かれてしまい、ただカロリーがあるだけの胚乳がその主成分となっています。胚乳はほとんどデンプンですが、ミネラルもビタミンももっていませんから、燃焼した後、消化分解しない部分が残り、焦性ブドウ酸や乳酸という中間代謝産物を出します。

これらはこのままでは体に害を与える物質で、血液を酸性化し、いろいろな障害をおこします。ところがこれらの焦性ブドウ酸や乳酸は、玄米の果皮、種皮、糊粉層、胚芽などに含まれるいろいろな成分の作用を受けると、水と二酸化炭素にかえられてしまいます。

玄米が健康的な食品で、白米とは本質的に違うというひとつの理由がここにあるわけです。

玄米に含まれる自然のビタミンの効力

朝おきるとき、何となくだるい、ときどき手足の先がしびれる、よく居眠りをする、神経の炎症がある、疲れやすいなどは、ほとんどビタミンB_1不足の症状と言っていいでしょう。

ビタミンB_2は成長を助ける成分と言われて、発育に不可欠のものです。また、皮膚を美しくするビタミンB_6は、グルタミン酸と結合して脳の育成を助ける重要な働きをします。また、毒素を流し、酸化還元作用にも関係します。

さらにニコチン酸（ナイアシン）というビタミンは、ガンを抑制する作用があるのです。このビタミンを抗悪性貧血因子と栄養学者は言いますが、医師から見放されたガン患者が、玄米を食べることで治るのは、玄米の中に薬効成分があるからです。

ビタミンDはカルシウムの吸収を助け、骨格を丈夫にする因子です。この頃、学童生徒の虫歯や骨折が多くなっていますが、歯や骨がもろいのは、白米食や甘いもの、コーラ、ジュース類のとりすぎが原因です。干物にしても電気乾燥で、天日干しをしないのでビタミンDがない。それを解消するのに、歯をみがいたり運動をすればいいというものではありません。もっと本質的な食生活を改善する以外にないのです。

ビタミンEは、生殖ビタミン、または老化予防ビタミンとして注目されていますが、このビタミンEも玄米には豊富です。

ビタミンEは、生殖機能を維持するものですから、欠乏すると生殖細胞の変質で、受胎不能や胎盤に障害ができ、流産の原因となったりします。逆に不妊症で赤ちゃんができなくて悩んでいる人が、赤ちゃんができたケースも多くあります。うちの料理教室の修了生でも、十年もできない人にできたり、もう十人以上の人が、できないと思った子宝に恵まれています。

ビタミンFは脂肪代謝に関係が深い因子で、不足すると皮膚がカサカサし、排卵不全、血尿をおこすと言われています。

以上の成分を豊かに備えもつ玄米はすばらしいと思います。ビタミンB_1だけ強化した強化米を食べても、科学的につくりあげたビタミンB_1では、自然の恵みがあふれるものではありません。このいのちの差はどうしようもないのです。

このほかにも、白米の中にほとんどなくなっているミネラル、脂肪、蛋白質が多く含まれており、健脳食や、スタミナ食の第一にあげられる食品なのです。これらの成分のほかに分析に出てこない未知成分も、自然の食物にはあることを忘れてはならないと思います。

玄米のかわりに白米二合を食べる場合、どのくらいの副食をとらなくてはならないかを考えると、人間の胃袋におさまりきらない量となってしまいます。牛の胃袋でも借りてこないと間に合わないでしょう。

だからと言って、不自然な合成のビタミン剤やカルシウム剤に頼っていると、結石や胆石をつくったり、血管硬化の遠因となったりといろいろな現象が出てきます。人間は似たものはつくりますが、いのちを創造することはできないのです。

江戸時代以前の日本人は、玄米が主食だったので、重い鎧《よろい》、兜《かぶと》で飛びまわれるほどのエネルギーをもっていました。考えさせられることです。

逆に、文明病といわれるガンそのほかの慢性病の増加は、農薬や化学肥料漬の白米をはじめとする、食生活の不自然化によっておこることもいなめません。

しかし、玄米にも欠点があります。それはマグネシウムやリンが多く、カルシウムが少ないことです。これを補うために炒りゴマをすってかけて食べます。

ゴマは香ばしく、カルシウムやビタミンB群も多く、良質蛋白質・脂肪も豊富で、細胞に活力を与えるので、精神安定の働きをする健脳食です。玄米と必ず抱き合わせに用います。

〈玄米による食療法〉長続きするおいしい玄米の炊きかた

玄米食をはじめる場合、白米とは炊きかたが違うので、炊きかたがまずいと挫折してしまいます。おいしく炊けた玄米は、ふんわりとしたこくがあり、風味と香りが食欲をそそります。いちばん長続きするのは、圧力鍋で炊く方法です。しかし、上手になるまでには水加減、火加減、時間を研究することが大切です。

・圧力鍋の場合　土鍋の内鍋を入れて炊く

一合くらいを炊くなら、玄米一カップをサッと洗い、ざるに上げて水をきる。そして玄米と水一・一カップを釜めし用の土鍋に入れ、二〜三時間つけておいてから炊きます。

圧力鍋の外鍋には水五カップを入れて火をつけ、沸とうしてきておもりがカタカタと動きはじめ、シューッという音がしてふき上げてきたら火を弱火にして四十〜五十分炊く。そのまま蒸らすだけで、皮まで柔らかなおいしいご飯ができ上がります。

・圧力鍋の場合　直炊《じか》きの場合

玄米だけの場合の水の量は同量から一割増し。雑穀、豆を入れたときは玄米三カップとした場合、水は三・三〜三・五カップに三時間くらいつけます（計るときは正確にするために、洗ったら一度ざるにあげる）。急ぐときは心もち水を多めにします。水加減は新米か古米か、炊く量の多い少ないによっても違いますが、同量から一割増しくらい。炊いてみて好みの炊き方を研究しましょう。

まず、強火で沸とうするまで炊き、おもりが動きはじめたら火を弱め二十〜二十五分炊く。火を止める前に十秒ほど火を強くしてから火を止め、十分おきに蒸気を抜き十五分蒸らす。圧力鍋は種類も多く、電気釜なども出まわっています。鍋によって多少違いますから、いろいろ研究しておいしく炊いてください。

おいしく炊くコツは、水加減をきちんと計ることと時間と火加減です。幼児や老人は一度炒ってから同様に炊くと、外の皮も柔らかく食べられます。水加減を増し、沸とう時間や弱火で炊く時間を長くすると、あっさりめのフワッとしたおいしいご飯が炊けます。

・土鍋・鉄鍋・無水鍋の場合

土鍋や厚手の鍋などでもおいしくできます。二・五割増しの水に四〜五時間つけてから火にかけ、沸とうするまで強火、あとはとろ火にして水がなくなるまで炊きます。火が強いとポロポロになるので、かたかったら途中水をさしてもかまいません。水がなくなり、柔らかくなって、穴がプップッあいたら火を強くして二〜三分ほど煮て、きつね色のおこげができるくらいにします。歯が悪い方は一度空炒りしてから二・五〜三倍の水で柔らかく炊くと良いでしょう。ふたは重いほうがおいしく炊けます。

・電気釜の場合

普通の電気釜でも炊けるのがあります。この場合、半日か一日水につけておくと柔らかく、ふっくら炊けます。

炊くとき、玄米の中に一割くらいのハト麦を入れ、さらに黒豆、小豆、大豆、アワ、キビ、ヒエなども、ときにより入れて炊くとより良質になります（ただし、ハト麦・豆類は圧力鍋でないと柔らかくふっくらと炊けません）。

〈玄米による食療法〉玄米食が苦手な人への応用編

①分《ぶ》づき米、胚芽米を利用する。

精米の度合によって、玄米に近いほうから二分づき米、三分づき米、五分づき米、七分づき米……とあります。分づき米、胚芽米でも、白米よりはミネラル、ビタミンを残していますので、食べやすいものからはじめて、徐々に玄米に近づけてみてください。

②胚芽米に押麦（精米していないもの）や押ハト麦、雑穀（アワ、ヒエ、キビ）を一割くらいまぜて炊き、すりゴマのふりかけをかけてカルシウム不足を補います。

これらの粒の小さい穀類は、松の実、ゴマ、ハスの実、ギンナン、落花生、カボチャの種、カヤの実、ヒマワリの種、麻の実など食用になる種実類と同様に、分析では出てこない生命力をもっています。

脂肪分は多いが悪玉コレステロールを除く作用があるので、動脈硬化や高血圧予防の働きもします。蛋白質も多い。ただ、動物性蛋白質と違ってアルカリ性でミネラル分も多いので、血液を汚さない長所をもっています。デンプン質のエネルギー化に必要なビタミンB_1も多い。

また、生殖に欠かせないビタミンEが、非常に多いのです。不妊症だった人が玄米食やゴマ、木の実を食べて赤ちゃんに恵まれるのも、このビタミンEの働きが大きいのです。ほかにも、日本人に不足しているビタミンが多くあります。

松の実やアーモンドなどは、糖害を防ぎ、虚弱者を元気づけ、老人や妊婦の便秘に良く、たばこの吸いすぎによる害を防ぐと言われています。

カボチャの種など捨てる人が多いのですが、炒って殻を割って中の仁を食べると、せき、利尿、産前産後のむくみに良く効き、血圧も下げてくれます。グルタミン酸が多いので脳細胞に活力を与え、頭の働きを良くします。

ただし、植物の実や種は、虚弱者に力を与える精力剤となるものですから、食べすぎないよう注意しましょう。

③玄米餅、アワ餅、キビ餅、ヨモギ餅などを利用する。
玄米は炊きにくくても、お餅になると意外に抵抗なく、しかも手軽に利用できます。玄米餅米粉で自家製でつくるのが最高ですが、自然食品店にも売っています。
④玄米粉をだんごにしたり、オートミールのようにして食べます。春にはヨモギの新芽を摘んで草だんごにすると、おいしい主食になります。
⑤小さい、かわいいおにぎり。
梅干し、ノリ、ゴマ、ユカリ、青菜漬などを巻いてつくったおにぎりは、玄米嫌いの人でもつい食べてしまいます。みそをつけてフライパンに油をひき、コンガリと焼いてもよく、焼いてゴマみそをつけてもおいしい。
⑥炊いた玄米を温かいうちに五平餅のようにすり鉢で少しついて、ゴマみそをつけてもおいしい。子どもの健康的なおやつとしても最適です。

〈玄米による食療法〉パンやウドンも無漂白の粉が体に良い

小麦粉を使ったパン、ウドン、スパゲッティなども、玄米のようにもみがらをとっただけの全粒粉、または果皮や胚芽の一部を残した完全粉など、なるべく無漂白の粉を使った色の黒いものを食べましょう。

麦類にはビタミンB_1・B_2のほか、玄米には少ないカルシウムも多く含まれています。また、グルタミン酸といって頭の働きを良くする成分も多く、これらは胚芽、果皮、種皮などに含まれています。

小麦はパンの原料として大切なものですが、そのほかにスパゲッテイ、マカロニ、ウドン、ソーメン、麩《ふ》、加工した植物性の肉、グルテンミートなどもつくられます。

小麦は主として、薄力粉（軟質）を料理や菓子用に使います。強力粉（硬質）は蛋白質が薄力粉より多く、パン、マカロニなどに利用され、用途によって使い分けられます。ウドンは薄力粉またはその中間の中力粉を使います。

小麦の蛋白質は主として、グリアジンとグルテリンで、これを一括してグルテンと言います。加水分解するとグルタミン酸となり、これが頭が良くなるもとと言われます（化学調味料のグルタミン酸とは違います。これは頭を悪くします）。頭脳は、ほかの組織と比べてグルタミン酸の含有量が多く、その特別の熱量源として消耗されるものと言われ、また、脳や神経の機能に必要なアセチルコリンの生産にもあずかるからです。

マカロニやパンにはこのグルテン質の多い強力小麦粉が使われますが、精白度が高く真白なため、栄養価は期待できません。ですから、十分に副食を考え、ゴマ、緑黄色野菜、ニンジン、ゴボウなど、根の野菜をとりいれてビタミン、ミネラルを補うような献立にしないと、バランスをくずすことになります。

パンでも精白した真白なパンより、ライ麦の外の皮を粉にしたふすま入りの玄米粉（フォールフィト）、玄米、ソバ、胚芽などが混入されたもののほうが、健康的なパンなのです。

せっかくの酵母パンをわざわざ真白い粉でつくっている人が多いようですが、ふすま入りの内容の良い黒パンをつくったほうが、健康的でこくがあっておいしいのです。

麦飯は大麦を精白したもの、ひき割麦、押麦などをまぜたご飯です。

子どもの頃、母は麦ご飯が健康には良いと言って、大鍋でひき割麦を煮てたくさんまぜた麦ご飯やヒエご飯をつくりました。あの大麦を煮るときの麦独特の香りは、今もなつかしく思い出されます。しかし、この頃は農家でさえ、漂白したウドンや粉で、麦のぬけがらみたいなものを食べて体調をくずす人も多いから困ったものです。

精白や漂白しない丸麦や押麦は、ビタミンB_1、Eの王様で、脚気予防だけでなく、健康維持や神経の働きを正常にし、脳の働きを助ける優秀食品なのです。

大麦の蛋白質中で特色のあるものはホルデインで、そのほかアルブミン、グロブリンなどを含み、これも小麦と同様にグルタミン酸を多くもっていますから、脳のためにも良い食べものとなるわけです。また、繊維やフイチン酸も含むため、便通にも有効で、運動不足の人の消化も助け、高血圧を予防します。細胞にも活力を与えます。

大麦は白米に比べて消化が早いと言えます。白米五十グラムの消化には一時間半かかりますが、麦飯は同時間に百グラムも消化されます。

蛋白質も脂肪もすぐれており、胚芽にビタミンEが多くて、若返りに良い、などと言う売り文句で胚芽油などが高く売られていたりしますが、小麦や大麦そのものを食べると、これらのほかに分析に出てこない未知成分もたくさん含まれるので、バランス良く無理なく消化吸収されて、体の栄養となってくれます。ここにも見えない自然の力があります。いのち満ちる食べものの尊さを知って、大切にいただきたいものです。

ソバは、高冷の山地の荒地でもできるほど、生命力の強い植物です。しかも、こうした土地に育つものほど細胞がしまっておいしく、栄養成分も豊かで健康的です。この雑草性のたくましさが、食べる人の生命力となってくれます。できるだけ色の黒いものを選ぶようにしましょう。

ソバは優秀な蛋白質と、豊富なビタミンB_2、また動脈硬化を防ぐルチンを含み、血液をきれいにし、細胞に活力を与える健康的な食品です。ですから、真白いウドンよりソバのほうがどんなに良いかわかりません。ときどき、ソバ粉でソバがきやお好み焼きなどつくっていただくことは、大変良いことです。

ソバがきが、いちばん有効成分を失わない食べかたで、しかもソバの風味が生きた野趣豊かな味です。これは熱湯でかきまぜるより、とろ火の熱湯の中にソバ粉を少しずつ箸でかきまぜながら入れ、適当なかたさになるまでかきまぜながら落とし、最後に竹べらでよくこね、とろ火で少し蒸すようにしてよくこねていただくとおいしいのです。

ネギ、シソ、切ゴマ、クルミ、ノリなどの薬味に、コンブ、カツオぶしのだしのおいしいソバだれをかけていただく味は格別で、病人などにはすばらしい力となります。

〈玄米による食療法〉薬用にもなる玄米の応用食

◎玄米重湯

玄米を洗ってかわかし、これをきつね色に炒ります。米一合に水一升の割合で深めの土鍋でとろ火で炊き、三合ほどの重湯をとります。

胃ガンや胃潰瘍の人、そのほか流動食の病人には、起死回生の思いがするくらい貴重なものです。離乳期の赤ちゃんに与える重湯もこのくらいの濃さでないと、体を養う力にはなりません。これは理想的な重湯です。

◎玄米スープ

玄米を洗ってかわかし、きつね色に炒り、米一合に対して七合の水を入れおかゆに炊きます。炒ると消化吸収が良いので、病人には炒ってからおかゆに炊くことが大切です。炒ってあるのですぐ柔らかくなります。これを木べらで裏ごししたものが玄米スープです。

弱って食欲のない病人、熱のあるとき、吐気のときにはいちばん良い食べものです。離乳食にも最適です。うすい塩味でいただきます。

◎玄米クリーム

炒り玄米粉をノリを煮るようにして煮たおかゆのようなもの。離乳食としておかゆのかわりにあげると丈夫に育ちます。濃さは病状によって適宜にします。うすい塩味でいただきます。

◎玄米がゆ

炒り玄米に三倍の水を入れて沸とうしたら、とろ火にしてゆっくりと柔らかいご飯を炊きます。これにうすい塩味をしていただきます。歯の悪い病人でもこれならいただけます。豆乳をかけて食べても良い。

離乳食にするのなら、とろとろに煮ると良いでしょう。

玄米ポンセンベイをとろとろに煮ると、玄米より早く柔らかくなるので、急ぐときは助かります。歯が悪くて玄米を食べられないという人でもこれなら食べられます。

◎炒り玄米の小豆がゆ

玄米を洗ってかわかしてから、空炒りして六倍の水でおかゆに炊きます。このとき、小豆のかたゆでを入れて炊くとおいしくできます。腎臓や肝臓、そのほかの慢性病の人に大変効果的です。玄米がもたれるようなとき、食欲がないときなど、ときどきつくって食べると良い。また、熱のある病人にも大変良く、うすい塩味か、または食べるときにゴマのふりかけ（炒ってすりつぶし、うすい塩味にしたもの）をかけるか、梅干しをそえると良いでしょう。

◎黒炒り玄米

黒炒り玄米は、二〜三時間かけて弱火でゆっくり真黒に炒ると、石のようにかたくなって噛むのにも骨が折れるほどになります。これを煎じてコーヒーのようにして飲むと、弱った体に活力を与え、細胞が働き出し、何も食べられなかった病人が食べられるようになります。それほどすばらしい力があるのです。

結核の人や、尿が出ず浮腫で苦しむ人が、黒炒り玄米の煎じ汁で危機を脱したことがあります。

この頃は、この黒炒り玄米を粉にして売っていますが、これも病人や健康を保つための助けになります。公害を流し、便通、利尿の通りを良くして老廃物を体の外に出します。

この黒炒り玄米粉を茶さじ一杯入れて熱湯をさして飲むと、コーヒーのブラックのようでおいしくいただけます。

甘くないとだめという人は、純粋なはちみつを少しだけ加えて甘味をつけると、おいしい飲みものになります。これを朝、晩一杯ずつ飲んでいると、体調を整えてくれます。ただし、良いからといって飲みすぎないことです。

本当に重い病人や、頑固で慢性の重い病なら、黒炒り玄米そのものを煎じて飲んだほうが良いのですが、気長に続けるためには、黒炒り玄米粉の利用も良いと思います。

水分のとりすぎ、食べすぎなどで疲れがとれない、便通が悪いなどのときは、粉のまま大スプーン一杯くらい食べても良いでしょう。

◎玄米餅

玄米餅、アワ餅、キビ餅などは最高です。毎日焼いてみそ汁にひとつずつ入れて食べても良く、主食にしても良い。血液を浄化し、毒素を流すので、虚弱者や慢性病者には薬になります。神経痛の人はゴマ油でから揚げしてから仕立てるか、つけ焼きにします。つけ焼きは、せき、寝小便を治す特効があります。

玄米の餅米五カップ（自然農法で化学肥料、農薬など使用しないものが良い）に対して水四カップで約二時間ふやかし、これをそのまま圧力鍋で炊くと、少しかためのご飯ができます。これを普通のお餅のようにつくわけです。少しばかりつくならこの方法でよく、すり鉢とすりこぎで手軽にできます。

最初はすりばちを熱湯でよく温め、このご飯をとり、すりこぎをきねにしてつきます。このとき、量が少ないとすぐさめますから、すりこぎをぬらす水は湯にします。また、さめないようにすりばちを温かくしてつくと、ぶつぶつのないおいしいお餅ができます。

電気餅つき器がありますが、これだと電熱で成分がこわされることがありますので、病人のためには手でつくのがいちばんです。

米を水につけないで玄米餅をつくる方法は、まず、一度粉ひき器のようなもので粗く粉にします。これに湯を注いでしっとりとさせ、かろうじて丸められるくらいにしめらせます。上新粉（米の粉）で餅をつくるときの要領です。

三十分くらいして米が十分に水を吸った頃、丸めてせいろに入れて蒸します。そして同様につきます。このとき入れる湯の量が多いと、腰のないお餅になっておいしくありません。米と同量の湯です。新米なら米より少なめに入れます。

大量につくときは三日ほど餅米を水につけておきます。暖かい地方だと臭くなりますから、毎日水をかえます。とはいえ、ビタミンが流れてしまうので、水をかえないつきかたのほうが健康のためにはいいと言えます。

これをせいろで蒸して、臼でつきます。つきかたも白米餅の二倍くらいつかないとなめらかにならないので、よくつきこみます。もたもたしているとさめてしまいますから手早くします。

玄米の餅米が手に入らないときは、白米の餅米に玄米胚芽または小麦胚芽を一升に二合くらいまぜて、しめり気を適当につけ、普通の餅米のようにつきます。これで、白米餅だけに比べてずっと内容は良いものになり、消化も良くなります。

玄米餅は白米餅のように重くなく、お腹にもたれないで栄養になるので、虚弱者や長わずらいの病人、慢性病患者にはなくてはならない大事なものです。弱い人は夏をのぞいて毎日一個ずつ食べていると丈夫になり、粘り強いがんばりのきく人になれます。自然食品店にもあります。

◎玄米草餅

ヨモギを塩ゆでにします。このとき、重曹を入れるとヨモギのビタミンが破壊されるので、入れないようにします。これを水でサッとさましてかたく絞り、まな板の上でたたき切りにして、細かくペタペタにつぶします。これを玄米餅ができ上がった最後に入れて、なおよくついてまぜこみます。

少しばかりでは真青な美しい草餅にはなりません。一升の餅米には買いものかごに一杯のヨモギが必要です。

これは虫くだし、便秘、貧血、冷え症、胃腸、肝臓、腎臓、神経痛、ノイローゼ、虚弱者、妊産婦の栄養、母乳をよく出すことや、慢性病、ガンなど玄米餅同様に使います。健康な人でもこれを食べると体が軽く、仕事の能率が大変良くなります。

猛烈に毒素が出ていく砂療法

砂の中に首だけ出して、ただ入っているだけで、猛烈に毒素が出てすばらしい効果をもたらすのが、砂療法（148ページ参照）です。夏になったらぜひおすすめします。公害の毒下しには、玄米食とともにこの砂療法をすることが何よりです。自然の力を体が教えてくれます。砂の中に二時間くらい入っていると、ものすごく臭いガスを発散します。

少人数の場合はわかりませんが、五十～六十人もの大勢の人だと、砂をかけている人がこのガスを吸って頭が痛くなってくるほどです。しかし、頭痛は砂の中に入ると治ります。それだけ毒素がガス体となって出てくるということです。

入る時間は長いほど良く、朝八時頃から夕方四時頃まで八時間くらい入ると、相当の効果があります。

ビーチパラソルやテントのような日よけをしっかりしないと、日ぶくれや日射病になったりします。

また、砂に入っているときは首から上しか出ていないので、囲いなどをして、人がいることをはっきりとわからせることが安全のためにも必要です。

女性の場合、入るときはなるべく肌を砂に直接つけられるビキニスタイルの木綿の水着が良く、男性はパンツ一枚でします。いちばん良いのは素裸で入ることです。効果もそれだけ大きいのです。誰か世話係がいてくれれば裸で入ったほうが良いのです。

はじめての方は、入っているうちに、そちらこちらがかゆくなってきて苦しくなります。これは、砂が毒素を吸い出そうとして新陳代謝が猛然と良くなり、内部から毒素を出そうとして働きかけるからです。苦しくなってゴソゴソ動きはじめますから、だんだん砂から浮き上がってしまい手足が飛び出してきます。誰かいれば砂をかけてもらえますが、ひとりの場合は自分でします。

病気をもっている人など一日中はつらいようです。逆に、健康な人はスムーズに毒素が出てくれるので気持ちよく眠れます。砂の中は、真夏の室温が三十度くらいのときでも春のごとく丁度良い温度なので、気持ち良く行えます。

健康維持のためには、少なくとも一年に一回は行う

暑いときは水分が不足して気分が悪くなりますから、つとめて補給します。また、暑い盛りは砂を少し多めにかけても良いでしょう。日よけを十分考えて、つばの広い帽子を顔にかぶってタオルをかけて日おおいにすると安全です。

砂から上がるとスポーツの後のよう爽快感がありますが、毒素は上がってからもどんどん出ています。また、ひどく眠くなってよく眠れます。

胃腸が弱い人や便秘がちの人などは、頭が痛くなったり、吐気がしたりすることもあります。病気をもっている方はいろいろの好転症状が一時出ますが、また砂にもぐっているととれます。どんな病気にも効く非常に安全な療法です。健康な人でも、一年に一回毒出しをしておくと良いでしょう。それほどすばらしい健康法なのです。

病人は、回数を多くするほどその効果は大きいと言えます。長時間入るより、回数を多くして体力にあわせるほうが良いでしょう。ただし、重病人は疲れるので無理を

せず、体調にあわせせます。

結核やガンなど治りにくいものでも大変効果があります（夏でも寒く感じるときは注意）。病人は毒素が細胞に充満して出られないために苦しいのですが、これを出すためには砂がいちばんです。

注意点は、一度入った砂は毒素で汚れていますから、次に入るときは二メートル以上離れた場所に入ることです。なるべく汚されていない砂が良く、海開きの前などがいちばん好条件です。朝食はとらないでお腹を軽くして入るほうが効果は大きくなります。気温は二十七度以上が良く、初秋でも天気の良い日なら入れます。

それなら、トラック一台分くらいの砂を庭に入れて自宅でしたらどうかという方もいます。その場合、一度入ると砂は汚れますので、もし入るなら、雨に当てたり、日に当てて毒素やガスをぬいて入ったらいいでしょう。体から出るガスのため、砂療法をした場所の植木が枯れたりするので、無尽蔵にある海や川の砂のほうがすばらしいと思います。

砂に抱かれて、ザッ、ザッ……という波の音を聞き、果てしない遠い海原をながめ、心配や悩みなどいっさい忘れて大地に直結して、宇宙とつながるいのちを想いましょう。

これは現代文明の中で振りまわされ、疲れ果てている者にとってはすばらしい憩いの場、最高の休息の場なのです。

〈砂による回復法〉砂療法のしかた

砂に入る姿勢は、ふとんに寝たときのような具合がいちばんラクです。膝を少し立て、肘も少し曲げます。

呼吸器の毒素は肘から、腎臓の毒素は膝から出るために、膝と肘は痛みます。痛むときは、少しのばしたり曲げたりすると大変ラクになります。痛むときや、暑さで砂が焼けるときは、じょうろで水をかけて砂をぬらすとラクになります。

上にかける土や砂の厚みは胸部、腹部で七〜十センチくらいが良いようです。本当は頭部が直接土や砂にふれるのがいちばん良いのですが、大体木綿のタオルを用います。のどがかわくので、そばに水を用意しておいて少しずつ飲みます。実施中の排尿はそのまましますが、できなければ出て用便してまた入ります。

健康体で新陳代謝の盛んな人は、砂に入ると間もなく毒素の発散がはじまるので、

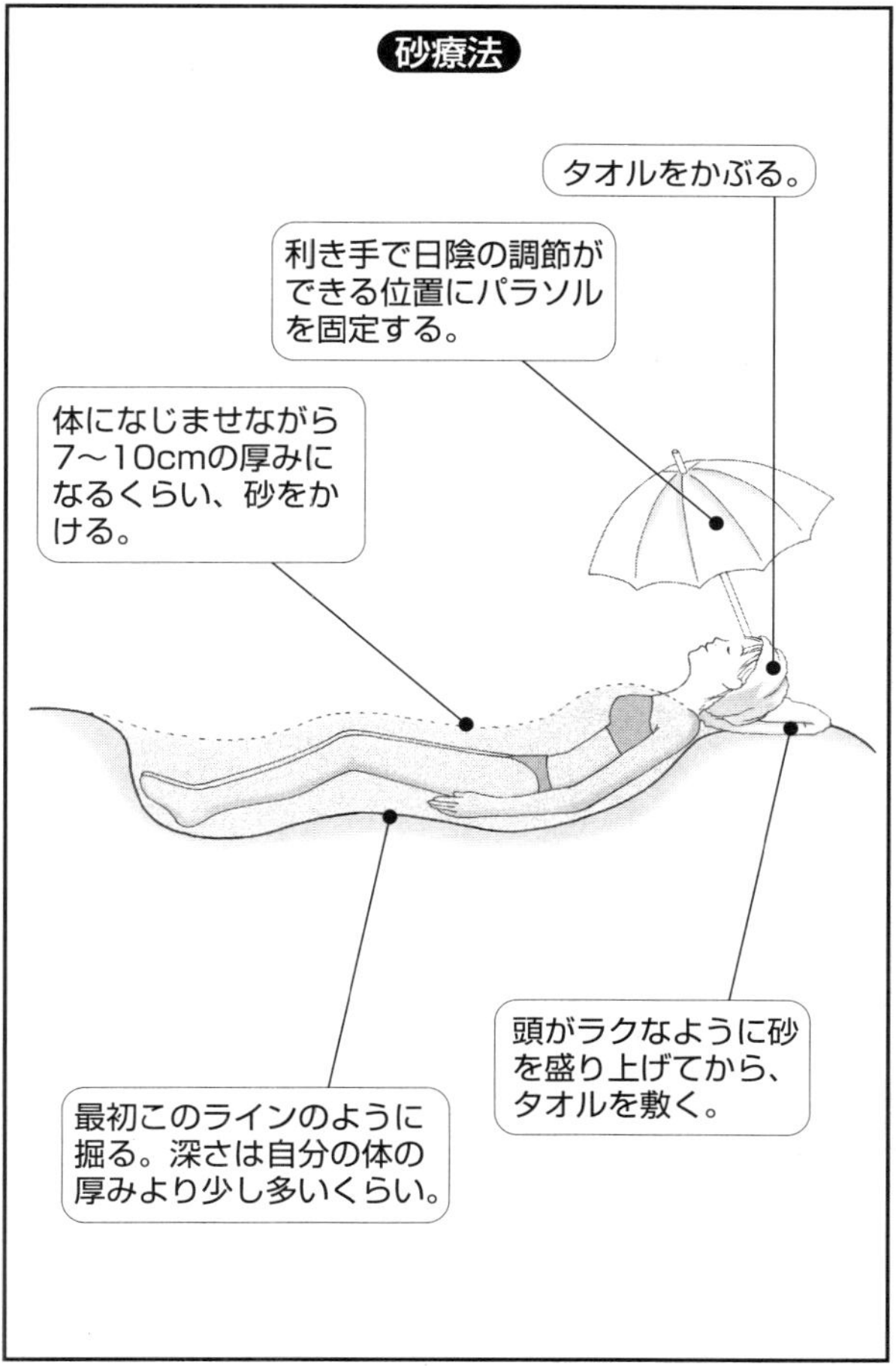
砂療法
タオルをかぶる。
利き手で日陰の調節ができる位置にパラソルを固定する。
体になじませながら7〜10cmの厚みになるくらい、砂をかける。
頭がラクなように砂を盛り上げてから、タオルを敷く。
最初このラインのように掘る。深さは自分の体の厚みより少し多いくらい。

実に気持ちよく眠れます。

一日砂に寝た後、一日か二日すると肩や腕や背中に赤いポツポツができてかゆくなる人がいます。これは、皮膚から土に毒素を流し出していたのに中断したため、残った毒素がふき出ているためです。薬をぬってもあまり効果はありません。できればもう一度砂に入ると良いでしょう。

〈砂による回復法〉砂療法の効能

私が一日砂に寝てその翌朝おきようとしたら、腰が痛くておきられませんでした。ようやく這うようにして用便だけはすませましたが、三日三晩、腰痛と腹痛で転々としました。そして次の朝、実に驚くほどの多量の宿便を排出しました。腰痛と腹痛は宿便の離れる痛みでした（宿便とは普通の便とは違い、長い間細胞組織にへばりついている便で、黒くコールタールのような感じの便です。これは普通ではなかなか出ないと言われていますが、これが出ると病も好転します）。

私は年に数回八日間の断食を行っていたので「宿便はないのだろう」と思っていましたから、多量の宿便排出に驚き、砂療法は断食以上の力だと思いました。

砂療法の効能については医学博士の樫尾太郎先生もすすめておられます。

原則としては朝八時から夕方四時頃まで入ります。途中苦しくなれば出ても良いのですが、普通の人は八時間は耐えられます。腎臓の悪い人は尿が近くなることがありますが、これは腎臓が働きだすからです。砂に入って一〜二時間すると体内の毒素が出はじめるのか、苦しくなる人がいます。神経痛の人はそこが引っ張られるような感じがします。

八時間たって砂から出ると、皮膚が収縮して砂が食い込んでいるのか、水で洗ってもなかなか落ちない場合があります。これは皮膚の浮腫がとれるからでしょう。

つまり、全身の静脈の収縮を促し、帰路循環を促進することが考えられ、痔や婦人病やぜんそくなどにも有効なことが推測されます。皮膚のしみやにきびがとれて肌のきめが細かくなり、冬でもかぜをひかなくなります。

逆に、砂の付着しない場合もあります。胃の悪い人は胃のあたり、腎臓の悪い人は腎臓のあたりが砂がつかずに赤く残ります。これで故障箇所を判断することができます。砂がつかないのは、悪いところから汗が出て毒素を排出するためと思われます。

土あるいは砂には、悪いガスを吸着する作用があります。そのため、一酸化炭素、硫化水素、アンモニア、亜硫酸ガス、インドール、スカトールなどのガスが微量ながら毛穴から出ていきます。汗腺からは尿素、尿酸、乳酸などが排泄されると考えられます。そのほかにも、土壌中には浄化作用をもつ細菌が多数存在しているので、その影響も無視できません。

砂から出たときの感じは、スポーツをした後のようにいく分疲労感はありますが、きわめて爽快です。翌朝、軽い下痢をして黒褐色をおびた便が出るので、宿便が出たことがわかります。その日一日断食をすればいっそう有効です。

何日も連続してやるときは、夕食のみの一日一食ということになります。八時間の砂浴で数日間の断食に匹敵する効果があるように思う、と件の樫尾先生は語っておられます。

土療法をする場合は、植物に関係のない場所でしましょう。畑などですると一年くらいは種をまいても枯れて育たなくなり、また木の下ですると木の実やくだものなど、実をつけるものはまったく実りを見せなくなってしまいます。人体から出る毒素がそれらに関係する生物にも大きな影響を与えるほどで、すごい毒素が出ますから大変な療法だと思います。

リウマチや神経痛などは治りにくい病気ですが、砂療法で治った人も多いのです。慢性化した病気が治ったり、子宮筋腫や、子宮ガンが治ったという例もあります。また、半身不随の人が三年がかりで毎年入って、歩けるようになったケースもあります。

公害や添加物に毒される現代生活では、一年に二、三回砂にもぐれば、そういったものも出てきます。

フグ中毒のときに砂療法をすると、体の中の毒を砂が吸い出してくれるので、治ってしまいます。

〈砂による回復法〉砂袋の応用

砂療法を年中できたら良いと思い砂袋を考えました。この砂袋を敷いて一晩寝ると、体内の毒素が吸い出され、体は軽くラクになっています。慢性化した病人などにも非常に良い方法です。

スプーン一杯の砂の中には無数の有効菌がいて、これらが腐ったものも浄化し、見事な土に還元してくれます。この浄化力は大変なものです。

砂を布袋に入れて人肌で温めると、ほどよい遠赤外線が出て細胞の中まで自然の摂理に従って整然と活動させることができるようです。

一つひとつの細胞がいきいきと活動しだして血行が良くなり、新陳代謝が盛んになるので、健康維持と万病の手当てとして特効があります。寒いときはこたつに砂袋を入れて温めて使うと良いでしょう。

砂袋の応用でいろいろな病気の方が元気になっています。いろいろ工夫してやってみてください。

便秘、肩こり、目の疲れ、冷え症、せき、のどの痛み、かぜ、胃弱、神経痛、関節炎、肝臓病、腎臓病、糖尿病、ねんざ、打撲、不眠、二日酔い、疲労、子宮筋腫、貧血、低血圧、腰痛、リウマチ、ガンなどをはじめ慢性化した病気、熱などにも応用できます。

胃腸が悪い人が夜、休むとき、砂袋を枕にして、背骨全体と下腹、肝臓、胃に当てて寝てみました。最初の朝はふとんの中が臭くなっていました。体にたまっていた毒素が出たのでしょう。その後、快調になったと言います。

ある病院では、リウマチの痛みをやはり砂袋を温めて患部に当てて、治療に使っているところもあります。胃ガンで手術した人が夜中にお腹が痛くなったので、砂袋を当てたら五分で痛みが止まって驚いたとも言います。ただ、リウマチなどは一時好転反応で痛みがひどくなることもあります。

中国でも古くから砂療法は盛んに行われていました。リウマチや神経痛にはとくに効果があると言うので、砂袋療法で治すこともしています。

ガンの場合も体力があればできるだけ全身にして、砂袋で包むようにすると毒素が早く出てくれます。しかし、弱っている場合はどんな療法でもそうですが、無理のないように部分的に、肝臓や腎臓からはじめてならしてゆくことです。

砂のある川や海まではとても行けないという人でも、砂袋ならすぐできますから、実行してみてはいかがでしょう。

〈砂による回復療法〉砂袋のつくりかた

砂はなるべく細かいほうが良く、実際に袋にして使ってみても、細かいほうがしまって形が崩れないので使いやすいです。

袋のほうは綿百パーセントの目のつんだブロードが良いでしょう。ときどき日に干すと、砂袋をかえないで一年くらいは使えます。砂は海、山、川、どの砂でも良いです。

まず、敷いて寝るための砂マットは横三十七センチ、縦二十八センチほどの袋をつくります。

ミシン縫いや手縫いの場合は、二重縫いしないと砂が出てきますから要注意。厚さは二~三センチくらいになるようにブカブカに砂を入れます。これを三つか四つつくって並べて平らに敷くと、丁度背中から足の上の方がのります。うすいのでごろごろしませんし、具合が良いようです。

はじめは厚くして敷いてみましたが、ごろごろして安定しないし、もつのに重いしで閉口した結果、これに落ち着きました。

枕もはじめは大きくつくったのですが、長くしていると頭がしびれたようなこったような感じがしてきます。病人や熱のある場合は熱とりになっていいのですが、何でもないときには大きすぎました。それで首の後ろの部分（自律神経が出ているところ）をのせるように、細長く縦十センチ、横二十五センチのうすいのをつくり、枕の上にのせるようにしました。これは具合が良く、安眠でき、神経の疲れもとれるようです。これも年中でなく、疲れたとき、具合が悪いときにします。

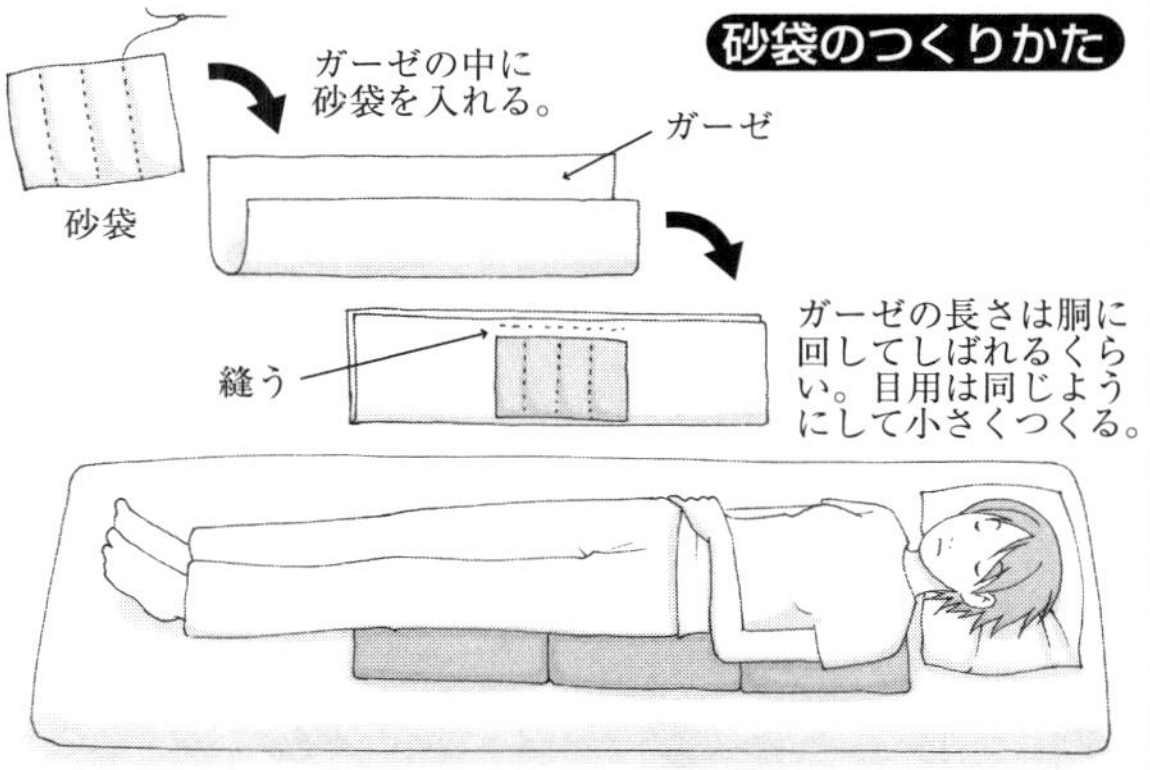
砂袋のつくりかた
ガーゼの中に
砂袋を入れる。
ガーゼ
砂袋
ガーゼの長さは胴に
回してしばれるくら
い。目用は同じよう
にして小さくつくる。
縫う
ブカブカに砂を入れた砂袋を手で平らに安定させて、
すき間を開けずに並べる。

また、目とお腹、肝臓などにする場合、動いたときに砂が片方に寄ってしまいます。したがって、中に三本か四本縫い目を入れてから砂を入れると片寄らず、具合が良いようです。

目に使う砂袋は小さくします。お腹は小さな枕くらいにして縫い目を入れてつくると便利です。これは汚れますから、和服に使う帯あげのように上からガーゼで包むと便利です。これでしばって寝ると、動かないで安定しています。汚れたらガーゼだけとって洗います。また、ねまきのまま砂袋を敷いた上に寝ますが、これでも十分に砂の力は浸透して見事な助けをしてくれます。

この砂袋を当てると痛みが早くとれます。神経の疲れは砂マットに寝るととれます。温泉に行ってもなかなかスカッとしない人も、お金をかけずに砂マットでラクになるのでためしてください。

しかし、砂袋だけしていればいいということではありません。何と言っても食事が基本ですから、食事もつとめて自然のものを心がけ、自然にそう生活の中のひとつとして、ひとつのことにこりかたまらず、ゆったりとした気持ちで総合的にほかの手当て法もとりいれてみてください。

Step6

ちょっと体調が良くないときの家庭ですぐ役立つ「自然療法の知恵」

疲労回復には全浴より「足浴・腰浴」が効く

〈疲労回復法〉足浴のしかた

かぜをひいたとき、そのほかの慢性病、疲れたとき、湯舟のふちに腰をかけて湯に足をつけて温めます。血行を良くするために、だんだん湯の温度を高くします。

バケツに冷たい水を用意しておき、温まった足を三十秒ほどつけ、また熱い湯に入れ、これを交互にくり返すと、この刺激で血行が良くなり、汗ばんできます。最後に冷たい水にサッと入れて仕上げます。

かぜかなと思ったら、足浴法をして、熱い梅干し番茶を飲んで休むと寝こまないで治ってしまいます。熱が出ていても発汗するため、早く治ります。

病人などは、ふとんに寝かせた状態で足もとにお湯を入れた桶《おけ》を置き、看護人がしてあげると、血行が良くなり、胃腸、腎臓の働きも良くなります。

〈疲労回復法〉腰浴のしかた

ダイコン干し葉三株くらいを、布袋に入れてよく煮出してたらいにあけ、適当にうすめて腰湯をすると非常によく温まります。

また、ビワの葉・スギナ・ヨモギ・柿の葉などの薬草も同じような効果が得られます。何もないときは、ぬかや落葉でも良いでしょう。

たらいに立て膝をして入り、さめたらさし湯をして、できるだけ高い温度に保ちます。十分も入っていると汗が出てきます。冬は寒いので上着を着て行います。

足先には毛細血管が集まっていて、腰には内臓の神経が集まっています。足と腰だけを温めると毛細血管が働き、内臓全体の働きが良くなります。

冷え症、便秘、下痢、肝臓、腎臓、婦人科の弱い人、不感症、皮膚病、痔などに効きます。婦人科の病気は膣の奥のほうまで湯が届くようにすると良いでしょう。帯下《こしけ》などおりものの多い人などは、全浴をさけて腰湯をすると止まります。

たらいのない方は、お風呂に入るときに小さい椅子のようなものをつくって座るようにして、腰から下だけを入れます。全浴するよりよく温まり、体が軽く、動くのもラクになります。

疲れたときの「梅干しの黒焼き」「ゆで小豆」

〈疲労回復法〉梅干しの黒焼き

疲れたときは、梅干しの黒焼きを小さじ一杯飲むと良いです。かぜ、下痢、冷え症にも大変効果があります。耳かき一～二杯から、様子を見て小さじ軽く一杯くらいまでに増やします。かぜで熱の高いときは、一日に二～三回飲みます。幼児には飲ませないこと。

〈疲労回復法〉ゆで小豆

疲れたとき、疲労素がたまったとき、このゆで小豆をお椀一杯食べると、利尿、便通を助け、ラクになります。小豆に四倍の水を入れて煮、煮こぼさないで仕上げたも

梅干しの黒焼きのつくりかた

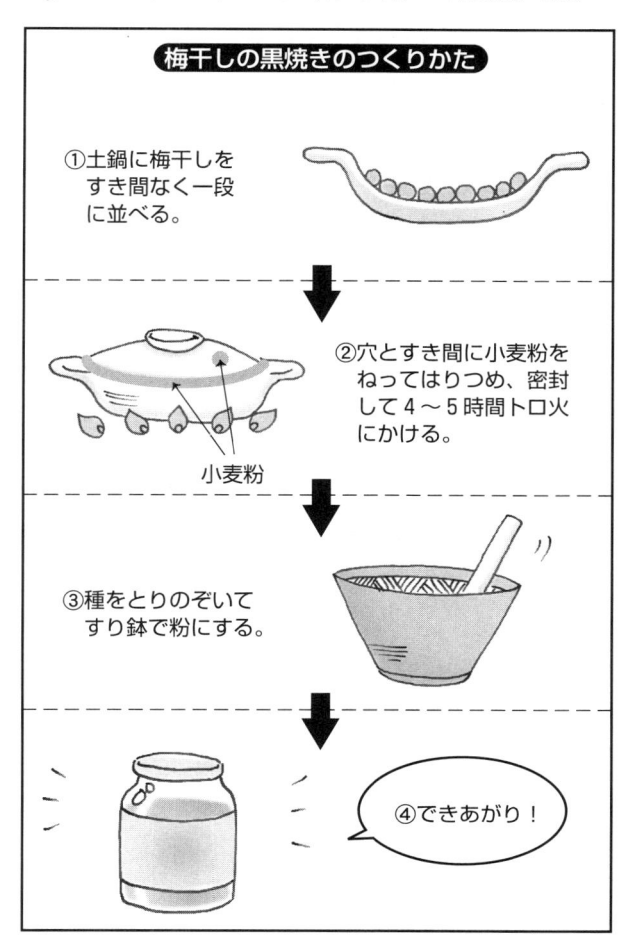

①土鍋に梅干しをすき間なく一段に並べる。

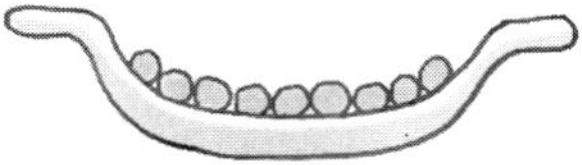

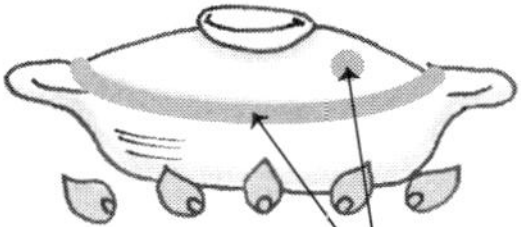

②穴とすき間に小麦粉をねってはりつめ、密封して4〜5時間トロ火にかける。

③種をとりのぞいてすり鉢で粉にする。

④できあがり！

のです。よく煮てから塩少々で味つけします。便秘、心臓、腎臓、肝臓、利尿、毒下しと、大切な働きをします。小豆を玄米に炊きこんで小豆ご飯にしても良いでしょう。

慢性化した病の炎症をとる

〈炎症をおさえる処置法〉梅干しの湿布

頭痛には梅干しを貼ると治りますが、これをいろいろに応用すると偉効があります。ガーゼで袋をつくり、梅干しの果肉だけをとってうすくひと並べにします。

慢性化した病気の炎症や痛みとりには良く効きます。慢性気管支炎でゼーゼーしている人など、背中と気管支にこれを貼って、ラップをして、三角布などでしばって動かないようにして夜休みます。これを数日続けると治ります。

せきがとまらないときは、オオバコの種を煎じて飲み、同様に両側から湿布します。これを四晩も続けると、ひどいせきも治ります。

この梅干しは何回でも使えますから、一回きりで捨てないで、乾かないようにしてとっておくと良いでしょう。乾いたら梅酢をつけて使います。

〈炎症をおさえる処置法〉イモパスター

熱のある痛みや、ねんざ、のどの痛み、乳腺炎、肋膜炎、リウマチ熱、ガンなどの特効薬です。

サトイモの皮を厚くむき（うすいとかゆくなります）、すりおろしてイモと同量の小麦粉、イモの一割のおろしショウガをまぜてねり合わせます。これを布または和紙に厚さ一センチくらいにのばし、患部をショウガ湯で蒸した後に貼ります。四～五時間して乾ききらないうちにとり、ショウガ湯で温めてからまた新しいイモパスターを貼ります（熱をもっているときは、温めないですぐイモパスターを貼ります）。

食中毒の季節に活用したい梅パワー

日本の風土の中で育った梅干しは、日本人の生理とがっちり結びついて、病気で何も食べられないときでも、上手に炊いたおかゆに梅干しがあれば、元気になります。中国からはじまったものが、中国にはもうなく、日本の中で育って大切に伝えられてきました。梅干しはクエン酸・リンゴ酸を含み、酸味が強いので、唾液の分泌を促すとともに、胃腸の働きを助け、胃液の分泌を良くします。炭水化物の消化も助け、肥満や肌荒れも防ぎます。

梅干しのアミグダリンや有機酸は、腸の中でめざましい抗菌、滅菌の作用をし、食中毒菌・赤痢菌・コレラ菌の作用を阻止します。ですから、食中毒の季節には、梅干しを大いに活用してきました。今は、食べすぎや複合汚染などで、一年中食中毒の季節と言えるでしょう。

肉や加工食品を食べすぎると、腸内で異常発酵をおこし、毒性の強い毒物を発生させます。自家生産による食中毒です。これらが悪性のガンや治りにくい病気のもとをつくるのです。

梅干しは胃腸の粘膜を丈夫にし、腸の運動を助けるため、整腸作用を促し、下痢・便秘も治します。腸の汚れは万病のもとと言われ、その汚れが血液に入って、アレルギー疾患や肝臓病やそのほかの慢性病をひきおこすことになるのです。

また、梅干しは鎮静作用も大きく、カルシウムの吸収を助け、血液の酸毒物を分解処理し、ストロンチウム90などの放射性物質などを体外に出す働きもします。

整腸作用を促すためにも、毎日梅干しを食べると良いでしょう。昔の人は、朝、梅干しを食べることが健康につながることを知っていましたが、すばらしい生活の知恵です。

梅干しは古いものほどバクテリアや酵素の働きが強められ、土用干しの太陽エネルギーと、夜干しのオゾンを吸着すると、新しい成分が生まれ、古くなるほどより薬効が強められます。

高血圧の人は塩がいけないと言われますが、梅干しも三年以上たつと塩害は消えます。古い梅干しを食べて高血圧が治った実例は多いのです。

※ここでおすすめする梅干しは、自然農法で栽培した梅を、自然塩で漬け、太陽干しをしたものです。市販品の食品添加物入りで太陽干しもしないものとはまったく違います。

〈食中毒の予防法〉梅肉エキス

青梅の汁を濃縮した梅肉エキスは、強力な働きをもっており、昔からの家庭薬です。消化器いっさいの妙薬。食中毒、霍乱《かくらん》、チフス、赤痢などの疑いのあるときに飲ませると、たちまち良くなるほど殺菌力があります。

便秘、下痢、結核、かぜ、低血圧、高血圧などにも効き、子どもが熱を出したときに飲ませると、すぐ良くなります。胃弱の人は、黒砂糖をハチミツくらいに煮とかしておき、梅肉エキスにまぜてジュース（冬は温かく、夏は冷たく）にすると、どんな飲みものより最高の飲料となります。ただし、これは純良品でないと効かないので、品質に注意すること。クエン酸や炭酸入りのものは不可です。

青梅を瀬戸もののおろし器でおろし、ガーゼで搾り汁をとり、浅い鉢に入れて毎日天日干しにしているとアメのようになります。ちょうど梅雨の頃ですから、日に干せないときは、瀬戸もの鍋か土鍋に入れて、とろ火にかけてゆっくりと水分を蒸発させていくと泡が立ってきます。この泡を木じゃくしでとり除きながらかきまぜると、アメのようになります。

これを陶器かガラスの容器に流しこみ、密閉して保存すると、五年でも十年でも保存でき、古くなるほど効くようになります。飲むには大豆一粒か二粒くらい飲めば十分です。

これは殺菌作用もあり、腸内の有効な細菌を育て雑菌を殺しますから、腸のいっさいの病気に効きます。腹痛、胸やけ、下痢、便秘、高血圧、低血圧、心臓、腎臓、肝臓、糖尿病に良く効きます。子どものある家では必ず常備しておいてほしいものです。

これひとつあると、たいていの病気は大事に至らずにすみます。何の熱かわからなくても梅肉エキスをお湯でうすめるか、オブラートに包んで一日三〜四回飲ませると大難をまぬがれます。

伝染病がはやるときは、梅肉エキスを飲んでおくと伝染しません。チフスや疫痢にかかって熱を出したときにすぐ飲ませると、そのまま解熱して治ります。

なお、自然食品店にも売っています。

細菌の繁殖を防ぐ納豆の力

納豆は、ビタミンB_2が生の大豆のときの五〜六倍あります。醗酵して強力な納豆菌となり、雑菌の繁殖を防ぎます。納豆を常食していると疲れにくく、肌がきれいになり、頭脳の回転も良くなります。

蛋白質も良質で、肝臓の働きを助け、解毒もします。しかも大変消化が良いので胃腸の負担も軽く、腸内の有効細菌を繁殖させ、大腸菌やO－157などの菌にも負けずに阻止します。脳の働きも助けるため、頭脳労働者、高齢者、子どもなどに、おあつらえむきの食品です。

さらに、必須アミノ酸がたっぷりあるのが、発酵食品である納豆の特性です。納豆はたくさん繁殖している微生物の構成成分なのです。アルカリ性で浄血作用も盛んで、毒素や老廃物を出す働きも大きいと言えます。

健脳食、スタミナ食として納豆を大いに食べてほしいものです。ことに夏の暑いときは、バイ菌も繁殖しやすく、お腹もこわしやすいときです。納豆菌の強力さが、これらの細菌繁殖を防ぐのです。

　このように細菌の働きを健全化し、異常発酵を消し、毒素の発生を防ぐので血液はきれいになっていきます。

　岡山大学と宮崎医科大学のメンバーが、納豆の中に、脳卒中や心筋梗塞などの原因になる血液中の血栓をとかす酵素が多量に含まれていることをつきとめた、と発表しました。

　それによると、血栓治療薬は、人間の尿からつくるウロキナーゼが使われているが、一回の投与が数十万円もかかるのだそうです。

　しかも、静脈注射しても三分間で分解され、外に出てしまうなどの欠点がある。

　その点、納豆の酵素は自然で、ウロキナーゼより強いことがわかり、そこからこの酵素をナットウキナーゼと命名した、と言います。納豆を大いに食べることです。

体の中の有効菌を育てるたくあん漬

ダイコンを天日干ししてたくあん漬にすると、ビタミンDが入るので、虚弱体質の強化になります。また骨を丈夫にし、虫歯予防、整腸などの効力があります。腸内細菌の働きを助け、有効菌を育て、有害な雑菌の働きを防止するという大切な働きもします。

ただし、人口甘味や着色料入りのではだめで、添加物なしの自然の手づくりたくあんに限ります。

〈食中毒の予防法〉たくあん漬のつくりかた

十二月はたくあんの漬けこみの季節です。おいしい手づくりたくあんを漬けてみてください。

干しダイコン八キロ。塩カップ四杯。ぬかは材料の十五〜二十パーセント。これは一月〜三月までに食べる普通のたくあんです。

五、六月頃食べるたくあんは、干しダイコン八キロ。塩六カップ。ぬかは材料の十五〜二十パーセントです。

ぬかと塩をまぜ合わせ、樽底にぬかを敷き、ダイコンをすき間のないようにひと並べにしてぬかをかけ、その上にまたダイコンを並べてぬかをかけ、最後に少し多めにぬかを残しておいて上にかけます。その上から、ダイコンの干し葉をふたのようにかぶせて押しぶたをして重石をします。

重石は中の材料と同じくらいの重さのものが良いでしょう。

一週間くらいすると水が上がってきます。そうしたら少し重石を軽くして、塩水がこぼれないように加減します。甘口のものなら一カ月したら食べられますが、二、三カ月くらいたったほうがおいしくなります。

とり出すときは一本とったら空気が入らないようにぬかや干し葉で埋めてから、きっちりと押しぶたと重石をしておきます。空気が入ると酸味が出てまずくなります。

漬けこむとき、塩を炒って使うと早く味がなじみ、塩がかれて健康的です。甘味がほしいときは柿の皮の干したのをまぜたり、粉末酵素をまぜるといっそう良いでしょう。太陽が遠い冬には干したものを食べることです。

頑固な冷え症を解消するダイコン葉療法

ダイコン葉をカラカラになるまで陰干しして保存しておくと、大変役立ちます。冬の寒いときに、水にもどしてゆがいてから、酒粕や高野豆腐を入れてみそ汁をつくると大変温まって、冬を元気にすごすことができます。寒いとき、干したものは大変体を温める効果があるのです。

これは東北地方などでは郷土食として大切にされてきました。冷え症や無気力者、病弱者にはとくにおすすめしたい食べものです。都会ではダイコン葉はたいてい半分先のほうを切ってありますが、それでも貴重です。大切に干して利用してください。

生のダイコン葉は野菜の中でもいちばんミネラルが多く、またカルシウムも多く含まれています。その上、ビタミンの王様です。

細かく切ってたっぷりの植物油で炒め、油あげを入れてしょうゆで濃いめに味つけすると、おいしくいただけます。熱い玄米ご飯にまぶし、炒ってすりつぶしたゴマをかけて食べるととくに香ばしくておいしいです。胃腸の働きを良くし、疲れをとるすばらしい食物です。

体のむくみとりに良く効く

〈むくみ解消法〉からし湿布のしかた

日本からしのほうが良いのですが、なければ洋がらしでも良いです。粉末を茶碗半分くらいのぬるま湯にとき（熱湯や水を使わないこと）、流れないくらいにドロドロにして、和紙かサラシの布にへらで五～七ミリの厚さにぬり、紙を二にかぶせて包みます（ガーゼなどでも良い）。

下面にきりをふきかけて足の裏に貼ります。十分ほどするとピリピリ痛みだします。痛みが強くなってきたら火傷をするので、とってお湯でふきます。貼っておく時間は十五分以内、それ以上続けると水ぶくれになったりしますから注意すること。からしはなるべくドロドロにときます。水分が少ないと効きません。むくみをとり、尿を出します。ただし、あまり連用しないことです。

気力がなくなったときのゴマパワー

ゴマはインド、エジプトが原産で、黒、白、金と三種あります。白ゴマ、金ゴマは脂肪が多く、黒ゴマはカルシウムが多い。病人には、カルシウム不足の場合が多いので、黒ゴマが多く使われます。

ゴマはまれに見るカルシウム源なのです。わずか百グラムに千三百ミリグラム以上も含まれています。蛋白質もメチオニンを含み牛肉とほぼ同じ、そのほかのアミノ酸も劣りません。

メチオニンやリジンなどは優良蛋白である大豆の倍も含まれています。脂肪はレシチンを多く含み、動脈硬化の原因であるコレステロールの沈着を防ぐので、ゴマを常用すれば動脈硬化の予防にもなります。

また、ビタミンの宝庫でもあり、日本人に足りないビタミンB_1・B_2が多く含まれています。ビタミンB_1はデンプンや糖分の代謝に必要なものです。体中に酸素が良くまわり、頭もさわやか、心も明るくなってきます。

ビタミンEも多く、毛細血管のすみずみまで酸素をまわし、栄養の燃焼を助け、細胞に活力を与えます。生殖作用も盛んで、生命の誕生に重要な役割をはたします。細胞に活力を与えるので、若返りにも効果的。白髪が黒くなったという方もあります。

また、ビタミンAの働きを助け、脂肪の酸化防止にも役立ちます。脂肪の不完全代謝は血を汚し、肝臓や腎臓を疲労させ、皮膚をドス黒くします。

〈気力回復法〉すりゴマ

ゴマは日本産がいちばん良いです。ただ、この頃は輸入物が多く、なかなか日本産は手に入りませんが、色素で染めていないものを使うことです。

ゴマをよく炒って粗くすりつぶし、炒った自然塩を少しまぜ、びんに入れておきます。これを、玄米ご飯に大さじ一杯くらいをふりかけて食べます。

カルシウムやビタミン不足の病人や無気力な人は、炒りゴマを空腹時または食後によく嚙んで食べると良いでしょう。

〈気力回復法〉ゴマバター

ゴマをよくすりつぶすと油が出てペースト状になります。うすい塩味をつけて、パンにつけて食べたり、和えもの、ゴマ豆腐などに利用します。自然食品店などではすりつぶした製品も売っています。

ゴマは黒いほうがカルシウムが多く、病人には良いのですが、調理によっては黒では困るときもあるので、白を使ってもかまいません。いずれにしても、足りない栄養素を補うのに、ゴマはなくてはならないもの。ぜひ利用してください。

アレルギー体質の改善には徹底的に食を見直す

最近、アレルギー体質の方が増えています。新陳代謝がにぶく、毒素や老廃物が出にくかったり、血液も酸性になりやすく、細胞も働きがにぶいといったようなことがあげられます。これは全身的なことですから、この体質をきりかえることが大切です。ぜんそく、皮膚病、異常ないびきや寝言をはじめ、慢性的な病気は多かれ少なかれアレルギーがあるわけですが、とくに敏感に現れるのを普通、アレルギーと言っています。

まず、食事をきりかえることが肝心です。白砂糖や添加物入りの加工食品をさけ、動物性蛋白質などもひかえめにすることです。

アレルギーの人は胃腸、腎臓、肝臓、脾臓などが弱っています。医学的な症状は出ていなくても体が教えていますから、まず肝臓、腎臓、脾臓の手当てをします（106～115ページ参照）。ショウガ湿布、コンニャク療法を一週間交代に行い、ビワの葉療法などもやって、体の大切な浄化槽の働きを強めることが大切です。

食事は、三年以上たった梅干し、たくあん、自然醸造のみそやしょうゆなど、長く寝かせてバクテリアが繁殖しているような発酵食品をとくに気をつけてとることです。未精白穀類、ゴマ、海草、大豆、ハト麦、黒豆、ゴボウ、ニンジン、レンコンなどの根菜類、タマネギ、ニンニク、長ネギ、ニラ、タンポポの葉や根、ヨモギなどはつとめてとると良いでしょう。

梅肉エキスなども良いです。吸収力が弱い体質ですから、腸を丈夫にするためにもこれらの食事と手当てが大切です。

足浴、腰湯（160・161ページ参照）などもときどきすると効果的です。

全身的な強健を心がけ、心を養いながら自然に感謝して生きる生活をすれば、体質は大きくかわり、症状は自然に消えていきます。

アトピー性皮膚炎や湿疹には腸の大掃除

アトピー性皮膚炎や湿疹はただれて膿《うみ》をもち、その汁がつくとかぶれるので、なかなか治りにくい病気です。手当てが十分でないまま青年期に入ると生涯不治となります。だからと言って、急に治そうとあせって抗生物質やホルモン剤などを使いすぎると、腎臓を悪くして悪い結果となります。

根本から治すためには、まず腸、肝臓、腎臓の働きを良くして、化膿菌に負けない強い血液をつくることです。そのためにも、食事の内容が重要になってきます。

〈体質改善食事法〉玄米・納豆・梅肉エキス

牛、豚、鳥などの肉類、マグロ、ブリ、サケ、マス、アサリ、ハマグリ、エビ、カニ、白米餅、トウモロコシなどを食べると必ず病状は悪化します。

主食はつとめて半つき米、玄米など黒いものにして、できるだけゴマをかけてよく噛んで食べること。また、黒パン、胚芽を食べること。

副食は色の濃い菜っ葉類が良いでしょう。ことにニラは良い。ダイコンも良い。レンコン、ニンジン、ゴボウ、タマネギなど根菜類もつとめて食べると良い。海草、コンニャク、小豆、納豆、梅干しなども良いでしょう。

梅肉エキスを毎日三回大豆粒一粒くらいの量を飲み、ゆきのしたの青汁を盃一杯一日二回飲むのも良い（子どもに半量）。また、エゾウコギエキス、妙法人蔘エキスも良い。重症なら妙法人蔘エッセンスが良い。頑固な皮膚病は断食療法が良く、必ず指導者についてすることが大切です。

できものいっさいについてはどくだみを煎じてお茶がわりに飲むと良い。せいたかあわだち草、ハト麦、ビワ茶も一緒に煎じて飲むと良い。古いものは効かないので、毎年土用に花がついているところを採集しておき、新しいのを使うと良い。また、葛湯を飲むのも良い。これもジャガイモデンプンではなく、吉野葛の本物に限ります。これらは水毒をとり、毒消しをしてくれるのです。

〈外側からの手当て法〉肝、腎、脾の手当てに加え、ダイコンが効く

肝、腎、脾の手当てとして、ショウガ湿布一週間、コンニャク湿布一週間を交代に行います。ひどいときはイモパスターにビワ葉やスギナのみじん切りをまぜて脾臓を冷やします（かゆみが出たときはジャガイモでもいい）。

かゆいときは、決して手でかかず、ダイコンを輪切りにして切口でこすると良いでしょう。ダイコンにも酵素があるので、かゆみ止めになり、熱もとるのでほてりを防ぎます。また、ショウガの搾り汁をうすめてふいたり、塩もみしたニラで患部をおさえるのも良く効きます。

入浴には石けんを使わないでぬか袋で洗います。お風呂もぬかを煮出した汁を入れます。ビワの葉の煎じ汁を入れても良く効きます。せいたかあわだち草もかゆみをと

り、体の毒を出すので良いでしょう。この風呂は三日くらいかえないで入ります（給湯式風呂では沸かし返しができないので、一回きりになってしまいます）。ビワの葉やせいたかあわだち草は、布袋に入れっぱなしておきます。また、同じように桃の葉の風呂も効きます。

火傷をしたときの処置法

〈熱と痛みを解消〉イモパスター

165ページの炎症をおさえる処置法、イモパスターを参照してください。

〈火傷・湿疹の特効薬〉つわぶき

つわぶきの葉をあぶって柔らかくして、冷たくなったものを痛む部分に貼ると、化膿をとり膿を吸い出してくれます。

つわぶきは火傷、湿疹、肩こり、乳の腫れ、ひょうそ、打ち身などの特効薬。火にあぶってさましてから貼ると、一夜で腫れがひきます。

歯痛、毒虫さされなどには、もんで汁をつけると効果があります。しもやけ、イボ痔には煎じ汁で蒸し洗いすると良いでしょう。魚、鳥肉などの中毒には煎じて飲みます。つわぶきは庭に植えておくと人助けにもなるのでおすすめします。

小さい火傷でも大きい火傷でも、一秒でも早く患部を塩水につけることです。いちばん良いのはビワエキス（ビワ葉の焼酎漬）で、それにつけると痛みがなく、傷も残らず治ります。空気にふれると痛むので早く覆います。その上に植物性の油をぬり、塩をふりかけガーゼに植物油をひたして当て、油紙をして包帯をします。

熱をもち痛みのあるときは、その上に豆腐パスター（豆腐を水きりして、よくつぶします。これに一割くらいのおろしショウガをまぜ、つなぎに小麦粉をまぜます。これは豆腐の水分によって適当に水がたれないくらいのつなぎにします。これを二センチくらいの厚さに木綿の布かガーゼか和紙にのばし、とび出さないように包んだもの）を貼ると熱がとれ、痛みもかるくなります。

ビワの生葉を使う場合には、ツルツルしている表のほうを肌に当て、その上を油紙でおおい包帯をしておき、乾いたらとりかえます。重症でも熱と痛みを早くとり、ケロイドもなくきれいに治ります。

アロエの汁をつけるか、つわぶきをあぶってつけるか、もんで汁をつけても良いです。

打撲・ねんざの応急処置法

イモパスター（165ページ参照）が効果があります。ゆきのしたの葉をつぶして貼っても良いです。つわぶきはあぶって貼ると効果的です。

また、くちなしの粉（サンシシン末として薬局にある）を茶さじ山盛り二杯、卵白一個分、小麦粉茶さじ山盛り二杯をよくねって紙にのばしてその上にガーゼをのせて包み、貼り、乾いたらとりかえると効果があります。

梅干しの果肉か梅酢を小麦粉とまぜてよくねり、和紙またはネルの布に厚さ五ミリくらいにのばし、痛む部分に貼りつけます。なるべく広く貼ったほうが良く、水分がなくなったら新しく貼りかえます。

Step 7

家庭で誰でもできる「病気別・自然療法」

〈呼吸器系〉
かぜの対処法

胃腸がくたびれると、かぜに負けやすくなります。断食中には、どんなに寒くてもかぜをひかないものです。気が張っているときも、かぜはひきません。

つまり、自律神経が活発に働いてくれるからです。気持ちがだれたり、くよくよしたりすると、自律神経が疲れて働きにくくなります。その上、胃腸が弱っていたら年中かぜを呼びこむようになります。

そんな人は間食をやめ、ご飯にはすりゴマをたっぷりかけ、梅干しは一日二個食べます。食事はよく嚙み、腹八分にして気を入れて何かすると、かぜに負けないようになります。

かぜが流行するときには、梅肉エキス（168ページ参照）を毎日飲むと良いです。かぜで熱が出てもすぐ医者に走らず、自然の手当てや食事法でやってみてください。

●ひきはじめ

まず、肝、腎、脾の手当てをします（106～115ページ参照）。就寝前に、生来色黒の人は梅干しの黒焼きにしょうゆ少々、熱い番茶を注いで飲み、色白の人は熱い卵酒がよく効きます。一～二分熱湯につけたネギの搾り汁盃一杯も良く、また、熱いネギみそも良いです。

食事法

食事はネギ、ダイコン、油あげなどを入れたみそ雑炊、ネギ入り玄米餅雑煮、ニラのみそ雑炊、葛湯、梅干し番茶。

栄養をつけようとして、肉、卵、バターなどの酸性の動物性食品を食べると、かえって治りが遅れます。お腹を空っぽにして毒素を流したほうが早いのです。

甘味料、刺激物、清涼飲料水、アイスクリーム、くだものなどの過食をさけることです。

頭痛

ショウガの搾り汁にゴマ油をまぜたものを頭にすりこむと良いです。リンゴおろし、またはダイコンおろしをガーゼに包み、ひたいにのせておいても良く効きます。梅干しの果肉を紙か布に貼って油紙をして鉢巻したり、ビワの生葉を額と後頭に貼っても良いです。

●のどの症状別処しかた

痛むとき

塩番茶でうがいをし、熱い雑炊を食べます。ダイコンと油あげ、またはネギ入りみそ雑炊を少し味を濃く仕立てます。

のどの痛みがひどいときはからし湿布（175ページ参照）をします。梅干しの果肉を貼っておくのも良いでしょう。梅酢で湿布するのも良いですが、長くするとかぶれるので注意します。肝、腎、脾の手当て法（106〜115ページ参照）も大切です。

イモパスターを貼っても良い（165ページ参照）です。

腫れたとき

イモパスター（165ページ参照）をガーゼに包み、のどに巻いて数時間そのままにしておきます。腫れは見事にひきます。

急性ののどの病気、のどの腫れ、熱が出たり、ものを飲みこむのにも痛むときは、イモパスターが良く効きます。ショウガを多めにすりこまないと効かないので、注意してください。

また、のどの病気であごの下が卵のように腫れたときも、このイモパスターを患部に貼ると二、三日できれいにひきます。

声がかれたとき

生のレンコンをおろしてふきんで絞り、その汁に黒砂糖少々を入れて盃一杯飲むと効きます。また、カボチャの種半カップほどに、あればキンカンを二、三個入れ、黒砂糖を少々入れ、二カップの水で一カップまで煎じて寝る前に飲むと、たいてい一回で良くなります。

す。

せきが出て困るとき

オオバコの種を煎じて飲みます。また、オオバコと青ジソの葉を干したものと、キンカンを濃く煎じて飲むと良く効きます。

ダイコンの種を炒って、乳鉢かすり鉢で粉にして、これを小さじ三杯ずつ一日数回番茶で飲みます。これは百日ぜきにも効きます。ダイコンの種は古いものほど良いです。

キンカンを丸ごと黒砂糖でジャムのように煮ておくと何年でも保存できます。これに熱い湯をさして飲むと、せき、かぜに効きます。煮た実を食べても良いです。

レンコンをすりおろして盃一杯、ショウガおろし少々、塩少々を入れ、熱湯を半カップ注いで一日二〜三回飲むと効きます。

また、炒り玄米ひとにぎりに、レンコンの節二、三個を細かくきざみ、シソ（青ジソのほうが効く）の葉の陰干ししたもの二、三枚を、水三カップに入れたものを二カップに煎じて一日三回くらいに温服します。

ガラスのびんにダイコンをうすい輪切りにして八分目くらい入れ、その上からダイコンがかぶるくらいはちみつを入れる。一昼夜もするとダイコンから汁が出てはちみつととけあい、上に出てきます。せきが出るときに小さじで好きなだけなめると良く効きます。

痰がからんで苦しいときは、クコの根（地骨皮《じこっぴ》という）の皮を煎じて飲めば痰が切れ、せきも良くなります（クコの根の皮三〜七グラムを、水五カップの中に入れてとろ火で約三カップまでに煮つめたものを、一日三回に分服）。

頑固なせきを止める

イモパスター（165ページ参照）をつくり、これを木綿の布に長さ十五センチにのばして包みます。これを人肌ほどに温め、胸、背の両面に相対して貼り、その上を油紙でおおい、三角布で巻いておくとたいていのせきは止まります。寝ている病人でなければ、夜だけ四日ほど実行します。同様に、梅干しを貼っても良いです。これらは百日ぜきにも良く効きます。

少々入れて飲んでも良いです。

のどが痛んで食べられない
玄米スープ（137ページ参照）をうすい塩味にして梅干しで食べます。葛湯に黒砂糖少々入れて飲んでも良いです。

●熱が高い場合

梅干し番茶や梅干しの黒焼きを飲みます。

ゆきのしたの青汁を、大さじ一杯か二杯くらい飲むと良く効きます。

ダイコン、カブ、コマツナなどを頭の前と後ろにたくさん当て、一時間おきくらいにとりかえると、気持ちよく解熱します。氷枕よりも早い効果に驚きます。

豆腐パスター（184ページ参照）を額に貼り、一時間ごとにとりかえるのも効果があります。毒素も引きだすので氷より気持ちよく解熱します。治癒も早く、急性肺炎などでも二日くらいで解熱するくらい効きめがあります。

ダイコン湯（ダイコンおろしを盃に三杯、ショウガおろしをその一割、しょうゆまたは塩少々を加え、みそ汁より少しうすい味にしたもの）、熱い番茶、または熱湯二合を注いだものを飲むと解熱発汗に効きます。ただし、日頃から虚弱だったり結核、肋膜の病人には不適です。

●鼻かぜの場合

鼻づまりには、日本ネギの白根をはいでヌルヌルした内側を鼻根に貼ります。赤ちゃんの鼻づまりには、鼻全体に植物油を塗ると良いです。鼻汁を出すのは、かぜの場合ばかりでなく、食が原因のことが多いものです。したがって、絶食も効果的です。また、普段からよく噛み、少食にすることも大事です。

気管支炎の対処法

●熱とせきと頭痛を伴う急性の場合

急性の気管支炎は、熱とせきと頭痛を伴い食欲がないものです。

熱を下げる　シイタケとレンコンを入れた玄米スープ（137ページ参照）が良く効きます。気管に豆腐パスター（184ページ参照）を貼るのも良い。

胸が痛む　からし湿布（175ページ参照）を一度だけして、後はイモパスター（165ページ参照）を貼っておくと良い。

せき　梅干しの湿布（164ページ参照）を気管に貼っておくと良い。

飲みもの　玄米茶、番茶、しょうゆ番茶（純正の自然醸造のしょうゆを一、二滴たらし、番茶の熱いのを一合ほど入れて飲む）、梅干し番茶（梅干し一個に熱い番茶をさして種だけ残して飲む）、梅肉エキス（168ページ参照）も良い。

●のどから気管に炎症が浸透する慢性の場合

急性気管支炎は熱が出ますが、肺炎のように高熱は出ません。慢性気管支炎になると熱は出ません。のどから気管のほうに炎症は浸潤していきます。

のどがはれたとき　イモパスターを巻いておきます。こうすると気管のほうに広がらないでくい止めることができます。うがいくらいですまし、のどにイモパスターを巻くのをおこたると、体質の弱い人は気管のほうに広がっていきます。

せきが止まらないとき　イモパスターをつくって胸に貼ると良く効きます。サトイモのない季節ならジャガイモでも良いです。梅干しの果肉をガーゼにのばして包み、胸に貼ります。

せきのひどいとき　胸と背中の両方に貼ると早くラクになり、せきも止まります。

肺炎や重い気管支炎は、湿布だけでも治るというほどで、湿布は非常に大切ですが、化学薬品やサルファ剤におさえられ、この頃は湿布をする方は少なくなりました。

しかし、これは大きな間違いで、薬でバイ菌をおさえたから熱が下がったのであって、内部の病気はそのまま残っています。これを治すにも、余病を防ぐにも、湿布は大切なものですから、ぜひやってください。

ぜんそくの対処法

ぜんそくは一般に根治できない病気と言われていますが、食養法や自然手当て法でラクに根治できます。

ただし、美食家、甘党に多い病気ですから、根気と忍耐が必要です。

呼吸器は生命活動に直結しており、呼吸を数分以上止めただけで死に至ります。それだけに、呼吸器が弱ると全身の他器官に障害がおき、体質が弱体化します。ことに神経系統がひ弱になりますから、呼吸器系の異常を正しておかなければなりません。

ぜんそくは一種の全身病です。ぜんそくのことばかり考えて治そうとしても根治しません。アレルギー体質を改善するため、毎日の食事を正しくすることです。

痰は、動物性蛋白質と脂肪の代謝不能で、その代謝が十分にできないために中間産物が体内に停滞してできます。体には有害な物質を早く体外に出そうとする作用がありますが、せきはそのひとつの現れです。ですから、体内の蛋白質や脂肪の代謝を正常にもどせば老廃物もスムーズに出てゆくので、痰もせきも自然になくなります。

●痰やせきをしずめるにはフキが有効

フキは有効ですから、出まわる頃には活用すると良いでしょう。ただし、加工して一年中売っているものには、まず薬効はありません。中でもフキノトウは効きめ大ですから、ぜんそくもちの人は春にたくさん佃煮にしておくと良いです。これは痰やせきに有効です。

レンコンおろしにショウガおろしを少々まぜて、塩と黒砂糖を少々入れて熱湯を注ぎ、葛湯のようにして一日二、三回飲むと効きます。

激しいときはレンコンの搾り汁ばかり盃一杯くらい飲みます。ショウガの汁を背中にすりこんでマッサージすると治ります。

ヨモギの青汁を盃一杯くらいに液体酵素をまぜて飲むのも効果的です。酵素がないときはヨモギの汁だけでも良いです。

ビワ葉コンニャク温湿布（112ページ参照）も有効です。

足浴、腰浴（160・161ページ参照）などを心がけ新陳代謝を助けるようにすると、全身的に丈夫になります。

●食事で体質改善

よく嚙んで、口の中でドロドロにして流しこむ食べかたが、いちばん大切です。
主食　玄米小豆ご飯、玄米黒豆ご飯、半つき米、純良の日本ソバ、黒パン、胚芽、玄米餅、雑穀など。すりゴマを必ず大さじ二、三杯はかけて食べます。
副食　最も良いのはタンポポの根のきんぴら、フキノトウの佃煮。フキノトウは花の開かないつぼみをとり、これをそのままゴマ油でサッと炒めてからしょうゆで煮こむだけです。また、レンコンの煮もの、天ぷら、きんぴら、そのほかの根菜類の煮合わせなど。砂糖を入れないこと。甘味使用の場合でも、黒砂糖少々でかくし味程度にして、味がまろやかになるくらいでやめること。

ゴボウ、タケノコ、黒いコンニャク、ヨモギ、ダイコンなども効果があります。ゴマ、黒豆、小豆は常食にすると良いでしょう。焼きギンナンを五、六粒食べると、せきやあえぎを止めます。ただし、尿意をおさえる働きもあるので連用はしないこと。

禁ずるもの　甘いもの、くだものはできるだけ少ないほうが良い。卵ならうずらの卵が良い。酢のもの（梅酢なら良い）、甘い菓子類、甘い飲みもの、アルコール、たばこ。

飲みもの　レンコンと青ジソと黒炒り玄米を入れて煎じたものを、水や茶のかわりに飲むと良い。

食薬　梅肉エキス、妙法人蔘茶、エゾウコギエキス、命泉など飲むと良い。

〈消化器系〉

日本人にとても多い慢性胃腸カタルの対処法

慢性胃腸カタルは日本人に非常に多く、病気の中でも横綱級でしょう。胃腸病で苦しむ人は多く、精神的なストレスも影響しますから年々増えています。

原因としては、生まれつき胃腸の弱い人、不摂生、急性胃腸病の養生手当てを上手にできなくて慢性にする場合と、いろいろです。

しかし、いちばん多い原因は不自然な生活と運動不足。食べすぎ、食品添加物や白砂糖、動物性食品の過多などです。この種の病人は、現代では増える一方です。

食べすぎたと言っては消化剤を飲み、胸がやけると重曹を飲み、戸棚の中は薬屋の出張所みたいにいろいろな薬が並んでいる。そんな人が多いのです。しかし、薬が治すのではありません。自然治癒力を生かすことが大切です。

食べすぎの場合は、二、三日絶食するのが良いでしょう。または、玄米スープを飲むか、梅干しを入れた番茶を飲みます。食欲が出てきたら、玄米クリームにゴマふりかけをかけるか、玄米ご飯にゴマふりかけをかけて、一口二百回くらい噛んで食べること。

食欲のないときは濃い玄米スープを飲みます。おかずはダイコン、サトイモ、豆腐、ミツバ、ナスなどのみそ汁が良く、きんぴらゴボウ、ダイコンおろし、たくあん、梅干しなど、ごく簡単な食事で十分です。

ゆきのした、ケール、クローバー、コマツナ、シュンギク、ハコベ、ヨモギなどの青汁を、一日に盃二、三杯飲むのも大変良く、これに液体酵素を入れると、効果はさらに大きくなります。

●胸やけに効く「梅肉エキス」

胸やけには、梅干しに番茶を一カップ注いで飲むと良いです。ダイコンおろしにしょうゆをかけて食べたり、うすい塩味のすりゴマをよく噛んで飲み下したり、焼きコンブを噛んで飲み下したりするのも効果的です。

また、古いたくあん、古い梅干しを食べるようにしても良いでしょう。

いつも胸やけのする人は胃潰瘍になりやすい体質ですから、早く食事をきりかえて体質改善をすることです。酵素を飲むのも良く、梅肉エキスやスギナ茶も効きめがあります。

●胃部の痛みに効く「梅干し番茶」

梅肉エキスを番茶でといた梅干し番茶を飲み、ショウガ湯で温めます。痛みが激しいときは、ゆきのしたの青汁やヨモギエキスを飲みます。ショウガ湯の湿布（108ページ参照）をし、その後、イモパスター（165ページ参照）を貼ります。

●食欲がないときに効く「濃い玄米スープ」

食欲不振のときは、濃い玄米スープを飲みます。

食事はお腹がすいたら食べるようにし、一定の時刻を決めて、必ず食べなければいけないなどと思って無理に食べないこと。夜休むときはお腹が軽くなっているように、夜食などしないこと。

とくに慢性病の人は、食欲のないときは吸収できないときですから、お腹がすくまで食べないほうが良いのです。お腹がすかない人は、むしろ二食主義が良いでしょう。ほかの病気が原因の場合は、その病原を治すことが第一です。一般的には肉食が好きで食べすぎた場合や、塩からいものの好きな人はうす味が良く、甘いもの、ジュース類、清涼飲料水、コーラ、くだものなどを食べすぎる人は、少し濃いめの味つけでいただくようにします。

飲みもの　山の晩茶、ハト麦茶、ハブ茶とゲンノショウコを煎じたもの、豆乳。

禁ずるもの　肉類、魚介類、卵、酒類、清涼飲料水。

ゴマを炒ってよくすりつぶし、炒り塩少々でうすい塩味にして、たっぷりと玄米ご飯にかけて食べる。玄米には、ハト麦、黒豆、小豆など交互にまぜて炊きこむ。ゴボウ、ニンジン、レンコンなどや、海草を忘れずに食べる。ただし、副食をへらし、主食をしっかりと食べること。間食はもちろんしない。肝、腎、脾の手当て（106～115ページ参照）をしっかりすること。

座業の人に多い常習便秘と下痢の対処法

便秘は、座業する人、車ばかり乗っている人、胃腸、肝臓の弱い人、美食家、早食いの人、肉食過多、野菜不足などの人に多い病気です。

●便秘に良く効く「玄米小豆ご飯とすりゴマ」

玄米小豆ご飯にすりゴマをたっぷりかけて、ゴボウのきんぴらと食べるのがいちばんです。小豆とコンブを塩味で煮て、毎日お椀一杯食べたり、ゆで小豆をうすい塩味で食べるのも良いです。根菜類の天ぷらソバ、根菜類や高野豆腐、コンブなどを入れた煮しめ、大豆とコンブの炒め煮、大豆と根菜類の五目煮、ひじきの煮付、ダイコン菜と油あげの炒め煮、キャベツと油あげの炒め煮、タケノコの煮もの、古菜漬、黒パンにゴマペーストをつけて食べるのも効果的です。また、豆乳を飲むのも良いです。

●便秘に良く効く「みそパスター」

一回の量として大豆の粒みそ四百～五百グラムを鍋に入れ、かきまわしながら温めます。これを布に一センチくらいの厚さにのばし上からガーゼをのせ、へその部分は和紙でふさいでピッタリと貼ります。上からゆでコンニャクで温めても良く、一～二時間でとります。

●頑固な便秘に効く「決明子《けつめいし》」

中国産のハブ草の実（決明子、薬局で売っている）を炒ってからすり、茶さじ一、二杯を湯で飲みます。下痢も悪いくせもなく、気持ちよく出るようになります。ショウガ湿布（108ページ参照）、コンニャク湿布（106ページ参照）をお腹と腰にしたり、足浴や腰湯（160・161ページ参照）も良いです。満腹のときではなく、食事前または食後一時間か食間など、空腹のときが効きます。

●下痢に効く「梅肉エキス」「黒炒り玄米スープ」

梅肉エキスを熱湯でうすめて飲むのがいちばんです。黒炒り玄米のスープを飲むのも効果があります。

梅干し一個、しょうゆ一、二滴、ショウガおろし少々入れて、熱い番茶を注いで飲むのも効果的です。

葛湯を飲む、ネギまたはニラ入りみそ雑炊にとろろイモをすりおろしてかけて食べる、ダイコンのみそ汁に焼き玄米餅を入れ、柔らかく煮て、きざみネギを少々おとして食べる、なども良いです。

そのほか、ニンニクを焼いて熱いところを食べるのも良い。

梅干しにショウガおろし汁少々、黒砂糖少々入れて熱い湯をさして飲んでも良い。シュンギクをすりつぶしてみそ汁のポタージュも良い。レンコンをすりおろして搾り、何も加えず温めて飲んでも良い。なかなか下痢が止まらないときは梅酢にショウガおろし汁をまぜて、番茶または熱湯をさして、熱いところを飲むと良い。それでもだめなら、梅酢をそのまま飲むのも効果があります。

水のような下痢のときは、ショウガおろしをまぜた干し葉湯の腰湯が良く、さめたらさし湯をして入ります。お腹と肝、腎をショウガ湿布（108ページ参照）するのも良い。

●食療法・濃いとろろ汁やとろろイモが効く

主食　半つき米飯、玄米餅の雑煮、玄米餅入り雑炊、ニラまたはネギ入りみそ雑炊、半つき米すりゴマむすびを一口百回くらい噛んで食べる。
副食　みそ汁（ネギ、ニラ、とろろイモなどがとくに良い）、ニラのお浸し、梅干し、ゴマ豆腐、葛粉を使った料理などが良い。
日頃から濃いとろろ汁を食べたり、とろろイモをせん切りにして青ノリをかけて食べたり、ヨモギのたくさん入った草餅、タンポポみそ、フキノトウの佃煮、ニラなどをつとめて食べるようにしましょう。
白砂糖または白砂糖入り菓子、ジュース、冷蔵庫で冷しすぎた冷たいものは、よくないので注意してください。

〈神経系〉

●ギックリ腰に効く「ビワ葉コンニャク温湿布」

ギックリ腰には、脇腹を横から深く強くつかむのが効果的です。自分ではできませんが、手の大きな人にやってもらうと良いでしょう。同時に両側をつかむのではなく、別々にします。

また、上むきに寝て、思いきり腹をふくらませて腹式呼吸をします。治療者はお腹の上に手をのせ、上から強く押します。押される手を押し上げるように、力をこめてお腹をふくらませ、息をはかせます。患者は意気込んで一生懸命腹式呼吸をします。二〜三度したら、力をこめてお腹をふくらませようとする患者のお腹から治療者はパッと手を離します。これでギックリ腰が治ることが多いのです。

また、ビワ葉コンニャク温湿布も良く効きます。ビワ葉温灸法を背骨から腰、お腹、肝臓と大事なところをしてから、腰の痛いところにビワ葉コンニャク温湿布（112ペー

ビワ葉温灸のやりかた

1

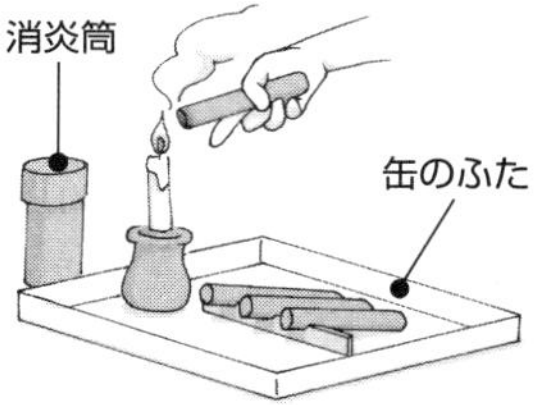

ローソクの炎の横で回しながら、棒もぐさに火をつける(4本同時に)。

2

生のビワ葉は、サッと洗い汚れをとる。葉の表面を体につける。

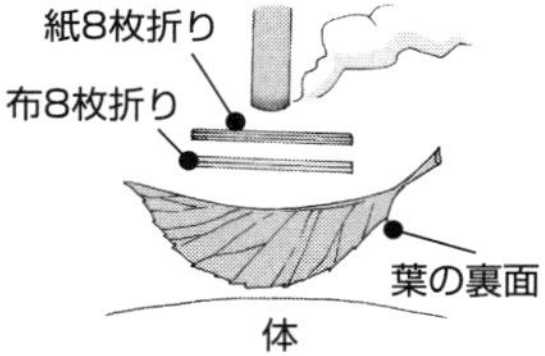

火のついたもぐさを直角に当て温灸する。紙と布とビワ葉を通して熱くなるまで適当に圧を加えて押す。熱くなったらすぐ離し、次のもぐさにとりかえて、次の個所をやる。これを順次くり返す。

3

背骨から腰、お腹、肝臓と、症状のある所（患部）を温灸します。

温灸をやり終えたら、火のついたもぐさは消炎筒へ入れます。

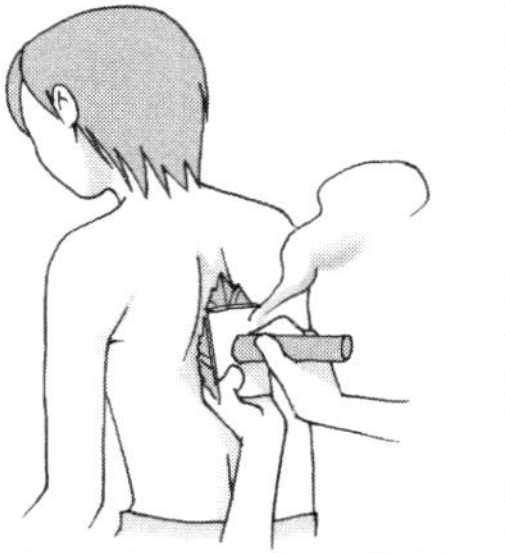

4

一人で背中をやるときは、もぐさをビワ葉で包むようにしてやると、灰を落とさずできます。圧をかけるのに、壁面、柱などに寄りかかるように棒もぐさを直角に当て、温灸します。

注意

温灸をするときは、古いゴザのようなものを下に敷いてやると、火が落ちた場合でもコゲをつくらないですみます。

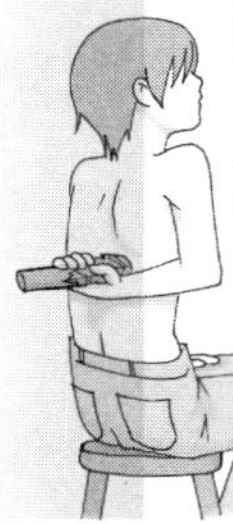

ジ参照）を三十分します。これ以上すると刺激の効果がうすれるのでそれくらいでとり、冷たいタオルでふきます。コンニャクはまだ熱いので肝臓と胃も同様に温めます。

この場合、ビワの葉は新しいのととりかえます。肝臓、腎臓を温めて血行を促すと疲労素がとれ、新陳代謝を盛んにするので、全身がラクになります。これで、こりやどうしてもとれない疲れがとれます。

ギックリ腰になるときは疲れていたり、胃腸が弱っていたりで全身がくたびれているときですから、食事と手当てをして、たまっている毒素や疲労素をとってしまわなければなりません。おこたると慢性の腰痛になるので、しっかりと治してください。

●五十肩・寝ちがいに効く「ショウガのおろし汁」

一種の神経痛です。動くことは動いても、ある場所にくると手が後ろにまわらなかったり、腕が上がらなかったりします。

痛むところにショウガのおろし汁をすりこみます。イモパスター（165ページ参照）にショウガを少し多めに入れて貼ると良いでしょう。肝、腎、脾の手当て法（106〜115

ページ参照）も効果的です。

●頭や腰や胃が重い自律神経失調症に効く食療法

自律神経失調症という病気は、原因がはっきりしないのに、頭や腰や胃が重くなります。自律神経が失調する人は我が強く、自分中心で人の言うことを聞き入れない、つまらないことを気にして気にすべきことを気にしない、よけいなものをつめこんで、心にヨロイをかぶってしまうことが多いと言えます。

病気は気を病むと書くごとく、気がつまって神経の働きを圧迫します。神経の働きは心とつながり、心のように体全体を動かしています。

心が安らぐときは神経も安らぎ、細胞も安らいで、自由に働けます。ところが、イライラしているときは、細胞もかたく縮んで自由に働きません。この体を司る神経には、脳脊髄神経（知覚神経と運動神経）と自律神経の二種類があります。自律神経には、内臓の働きを活発にする交感神経と、鎮める副交感神経の二つがあります。この二つの神経のバランスがとれなくなったとき、前述のような症状が現れてくるわけです。

二つの神経のバランスがうまくとれなくなるのは、酸性食に偏りすぎた場合です。具体的には、肉食、白砂糖、食品添加物入りの加工食品のとりすぎ、野菜不足など。性的うっ積。不平不満や運動不足なども考えられます。

白米をやめて半つき米か玄米にして、すりゴマ（炒ってよくすりつぶし、うすく炒り塩を入れる）を必ずたっぷりふりかけてよく噛んで食べる。カルシウムやそのほかの不足分を補います。小豆、黒豆を玄米とともに炊きこめばいっそう良いです。海草、緑の濃い葉野菜とゴボウ、ニンジン、レンコン、タマネギなどの根菜、小魚を中心に、手づくりします。

自律神経が失調したり血液が酸性化する病人は、ミネラルやビタミンが不足しています。海草、ゴマ、根と葉をとることによって、これらのアンバランスが正されます。ことにカルシウムの不足が大きく改善されます。

肝、腎、脾の手当て（106〜115ページ参照）もしてください。

●不眠症に効く食療法

不眠の癖のある方はまず、心の平安のために精神的栄養をとることです。例えば信仰心を養うとか、心の安定ができる精神修養をする。

食べないと体力がつかないなどと思って、のべつまくなしにつめこむと、胃腸は疲れてしまいます。そのときは、胃腸だけでなく肝、腎、脾もともに疲れています。

夜遅く食べたりしてお腹につめこんだまま寝ると、眠りが浅くなって朝の目覚めが良くありません。また、食べてばかりいて運動もせずにためこむと、不眠になりがちです。胃腸、痔、盲腸をはじめ、内臓の病のもとはこれです。

お腹にたくさん入れると、自律神経は消化のために働くので休めなくなります。そして、体は休んでも頭は働かされるので浅い眠りとなってしまうのです。ですから、寝るまでに消化して安眠できるような生活をすることが重要です。

こういった方には、ぜひ主食に玄米を食べることをおすすめします。

玄米の中には、ガンマーオリザノールという成分があって、自律神経の中枢機能を調整する作用があり、精神の安定や内分泌の働きの調整などもしますから、玄米を正しく食べていれば不眠症に悩まされることもなく、気持ちもゆったりとしてきます。

ほかにも、いくつかあげていきましょう。

タンポポの根の陰干しを煎じて飲むと良い。少し苦いので黒砂糖を入れてコーヒーのようにして飲んでも良い（タンポポコーヒーは自然食品店でも売っています）。

生のタマネギをうす切りにして、酢と紅花油をかけて、サラダのようにして毎食少しずつ食べると良い。

カボチャの種を炒って食べると良い。黒ゴマを炒って食べるのも良い。

ネギの白根を切り、みそをつけて食べるのも良い。つねにみそ汁の中にネギと玄米餅を焼いて入れて食べる。

肝、腎、脾の手当て（106〜115ページ参照）をする。

寝る前には足浴（160ページ参照）をして、湯で顔を洗い、前頭部を温めると良い。

〈婦人に関する病〉

●産前、産後の食療法

ラクにお産をして、明るく元気な性格の子、美しく賢い子に育てるためには、普段から正しい食事を心がけることも大切なことです。今はやりのインスタント的な食物でなく、自然のものを自分で正しく栄養をそこなわないように料理して食べることです。

妊娠中はことさら滋養のあるものとか栄養のあるもの、消化の良いものといって酸性食品を多くとりすぎたり、運動もせず腹帯もまかないで病人のような生活をしていると、難産するばかりでなく、赤ちゃんの発育も悪く、アレルギー症やアトピーとか神経質な子になりやすいのです。そればかりでなく、産婦も脚気や腎臓病になって苦しむようになります。

そこで、以下のような食療法を紹介しましょう。

精白しない穀類、雑穀、ゴマ、大豆、小豆、小魚、海草、野菜をとり、副食を食べすぎないようにし、よく嚙んで完全吸収させるようにすると良い。

甘いもの、菓子、生卵、肉類、牛乳、清涼飲料水、ジュース類、アイスクリーム、氷水、刺激物、上等な日本茶、洋茶などはやめること。例えば、ドクダミを煎じてお茶がわりに飲むと、肌のきれいな子が生まれます。

さらし木綿でお腹をよく巻き、適度な運動をするようにしてよく働くと、妊婦は丈夫になり、ひきしまった丈夫な子に育ち、お産も軽く、産後は母子ともに健全です。

ダイコンの干し葉の腰湯（161ページ参照）をときどきするのは大変に良い。カボチャのヘタを煎じて飲んだり、種を炒って煎じて飲むと、胎児が健康になると昔から珍重されています。弱い人は、月が進むにしたがってくしゃみやせき、失尿などがありますが、そのときは静かにお腹を下から抱くようにして、たびたび放尿すると良いでしょう。こんな人はとくに腰湯が効果的です。

便秘したときにはゆで小豆などをとるようにすると良い。不眠の場合は、カボチャの種を炒って食べる。また、タマネギを食べるのも良いことです。

寝る前に足浴（160ページ参照）をして、湯で顔を洗い、前頭部を温めると良い。

つねにみそ汁の中に玄米の焼餅を入れて食べているとお乳がよく出ます。ハト麦粉と小麦粉、小麦胚芽をまぜてだんごにして、毎日みそ汁の中にすいとんのようにして食べてもお乳がよく出ます。食品添加物入りの加工品を食べすぎると、お乳も出てこないし、出たとしてもまずいから赤ちゃんはむずがって飲みません。

産後三日間は炒り玄米のおかゆが良い。玄米クリームに梅干し、うす味のみそ汁に玄米餅を入れて食べるのも良い。玄米餅のお雑煮も良く、その後はバランスのとれた自然食をよく嚙んでとっていれば、出血も止まり、子宮も収縮して回復も早くなります。

お乳を出すためには、玄米餅入りのみそ汁がいちばんです。鯉こくも大変よく、ゴボウ、ニンジン、レンコン、油あげ、ネギなどを入れ油炒めして仕立てたみそ汁も良い。赤飯にお煮しめも大変に良く、ハト麦のおかゆ、ゴマ、ノリ、ワカメ、ハコベ、餅米は産前、産後に、またお乳を出すために良い食物です。カボチャの種を炒って中の実を食べるのも良い。煎じてお茶にするのも良い。

産後は、きんぴらゴボウを食べると便秘もせず肥立ちも良い。アワ餅なども良い。

中国産ハブ草とゲンノショウコ、ハト麦を十グラムずつ四カップの水で三カップまでに煎じて飲むとお乳が出るようになります。ヨモギ入りの玄米餅、ハコベのみそ汁なども良い。

●つわりに効く「玄米スープ」

吐き気のときはすりゴマをたくさんつけた玄米おにぎりをよく噛んで食べると良く、すりゴマを入れた玄米スープも良い。

ゴマ塩をつけたおにぎりはひどいつわりでも吐かずにおさまります。ダイコンおろしにしょうゆをかけ、または梅干しにしょうゆをかけて食べても良い。ゴボウのコンブ巻き、ニシンのコンブ巻きなども良い。

生つばが出て困るときは塩えんどうか焼きコンブを少し噛んで食べると良い。また、のどがかわくときは玄米スープにうす塩を加えて飲むか、しょうゆ番茶を飲むと良い。飲みものはガブ飲みしないこと。できるだけ少ないほうがつわりには良い。

つわりだからといって、寝てばかりいるのは良くありません。むしろ、できるだけ動くことです。病気ではありませんから薬を飲んでもだめです。反射的に脳からやってきますからどんな薬を使っても効かないし、飲まないほうが良いのです。レンコン湯を飲むと胸の悪さがおさまります。肝、腎、脾の手当て（106～115ページ参照）も良いでしょう。

●子宮筋腫に効く「玄米小豆ご飯」「砂療法」

子宮筋腫は食物のとりかたの間違いからおこることがほとんどで、手術をしなくても食養でおさまります。

子宮筋腫は悪性ではないので、心を開いて自然に感謝して、手当ても食事も楽しみつつできるようになったら簡単に治ります。むしろ、治らないのはその人の根性です。女性のいちばん大事な子宮におできができたということは、どういうことなのか考えなさい、という自然の声でもあります。

熱があって痛むとき、氷で冷やしてはいけません。豆腐パスター（184ページ参照）を貼って一、二時間おきにとりかえると良い。熱がとれ、痛みのあるときは、イモパスター（165ページ参照）を貼ると良い。

熱がなく、痛みのある場合、イモパスターの上から焼き塩かゆでコンニャクで温めると良い。

お通じのないときは、お腹と腰をショウガ湿布（108ページ参照）することや腰湯（161ページ参照）が良い。食養とともにすると回復が非常に早いのです。肝、腎、脾の手当て（106～115ページ参照）や、砂療法（148ページ参照）も効きます。

食事法

食物は玄米小豆ご飯、小麦胚芽を毎日大さじ二、三杯食べると良い。日本ソバなどを主食にして、動物性の食品をへらして、とくに肉やマグロ、ブリ、サケ、エビ、マス、くだもの、甘いもの、瓜類などをやめます。海草は大いに良い。

食薬として、梅肉エキスや妙法人蔘茶、妙法人蔘エッセンス、エゾウコギエキスを飲むと良い。

●月経不順に効く「干したダイコン葉のゆで汁の腰湯」

月経不順には干したダイコン葉のゆで汁で腰湯（161ページ参照）するのが良く、塩ひとにぎり入れて子宮まで届くように湯を内部に導くのは大変効果があります。また足浴（160ページ参照）も良い。しかし、月経のときはさけます。ショウガ湿布と一週間交代くらいに続けると良い。肝、腎、脾の手当て（106～115ページ参照）も良い。

菓子類、ジュース類、瓜類、肉、脂っこい魚の食べすぎ、くだものを食べすぎると冷え症になり、血行がにぶくなるので婦人科の弱い人は注意します。自然食をバランスよく食べていれば自然に治ります。梅肉エキスや妙法人蔘茶を飲むと良い。ひどい人は妙法人蔘エッセンスを飲むのも効果があります。

生理痛のときは、ハスの実五個を一日量として煎じ、汁を飲む。国産レモン一個の搾り汁にはちみつ小さじ一杯と熱湯を入れて飲む。一日一～二回。

〈子どもの病〉

●小児の便秘に効く「梅肉エキス」

便通は気をつけなければいけません。便秘のために病気が急に重くなったり、とりかえしがつかなくなったり、健康な人でも思わぬ病気にかかることもあります。

子どもの便は柔かめくらいが良いので、かたい便や、コロコロの便、黒い便は便秘ですから、熱を出す前ぶれと思って梅肉エキス（168ページ参照）を与えて様子を見ると良いでしょう。たいていはそのまま良くなります。子どもの場合は便の様子を知っておく必要があります。

毎日便所についていき、よく観察して、その日の健康状態を知っておくことです。量やかたさ、色などを見て、日に何回もいくときは色と粘液の有無や性状などをたしかめます。子どもは少しくらいの熱では平気ですが、うっかりすると大変なことになりかねません。

便秘になるのは食べすぎですから、よく噛んで少食にして、ごく単純な献立にします。玄米にすりゴマ、ゴボウのきんぴらくらいで簡単に治ります。

慢性化した便秘の場合でも、玄米餅やハト麦粉と餅米のおだんごを、おつゆの中やみそ汁の中に入れて食べると良く効きます。そして、根菜類や海草などをとりいれ、甘いものをへらすこと。白砂糖をやめ、はちみつや黒砂糖で甘味をとるように心がけてください。ゆで小豆にはちみつを入れて食べると便通がつき、毒下しになります。玄米餅や、ハト麦だんごのぜんざいなど、おやつに与えると良いでしょう。

●熱を伴う下痢に効く「本葛」「リンゴ」

子どもが下痢をした場合、たいていお腹を温めます。ところが、熱が出ている下痢の場合は冷やさなければなりません。

この場合は、動物性食品の食べすぎが原因であることが多いのです。この熱を下げるのはリンゴです。肉食の多い国ではよくこんな病気をするので「子どもが熱を出し、下痢をしたら、リンゴを食べさせろ」と言います。日本でも動物性食品の食べすぎで、酸化したものが出られないでお腹にたまっていることが多くなりました。この場合は、すぐに酸味の強いリンゴをおろして食べさせてください。そして、本葛粉を煮て、うすい塩味に、はちみつか黒砂糖でうすい甘味をつけて食べさせます。

本葛は腸の病気にはいちばん有効です。胃腸の弱い人でも、ジャガイモやサツマイモデンプンではなく、本物の葛粉を使うと良いでしょう。

●子どもの鼻づまりに効く「ショウガ湯」

蓄膿症や呼吸器病のために鼻がつまって息苦しくなったり、かぜひきで鼻がつまって苦しそうにしているのはかわいそうなものです。

いちばん良いのはタオルを小さく折って厚くして、ショウガ湯につけて絞り、これを鼻の穴をふさがないように鼻の根もとにおいて温めます。さめたらとりかえて約十五分くらいすると鼻通りが良くなります。一日二、三回してあげるときれいに治ります。これは大人でも応用できます。

（了）

【ら行】

【は行】

【ま行】

【や行】

【た行】

【な行】

【さ行】

さくいん

【あ行】

【か行】

本書は、本文庫のために書き下ろされたものです。

知的生きかた文庫

食生活《しょくせいかつ》が人生《じんせい》を変《か》える

著　者　東城百合子（とうじょう・ゆりこ）
発行者　押鐘太陽
発行所　株式会社三笠書房
〒102-0072　東京都千代田区飯田橋3-3-1
https://www.mikasashobo.co.jp
印　刷　誠宏印刷
製　本　若林製本工場

ISBN978-4-8379-7281-5 C0177

本書へのご意見やご感想、お問い合わせは、QR コード、
または下記 URL より弊社公式ウェブサイトまでお寄せください。
https://www.mikasashobo.co.jp/c/inquiry/index.html

「知的生きかた文庫」の刊行にあたって

「人生、いかに生きるか」は、われわれにとって永遠の命題である。自分を大切にし、人間らしく生きよう、生きがいのある一生をおくろうとする者が、必ず心をくだく問題である。

小社はこれまで、古今東西の人生哲学の名著を数多く発掘、出版し、幸いにして好評を博してきた。創立以来五十余年の星霜を重ねることができたのも、一に読者の私どもへの厚い支援のたまものである。

このような無量の声援に対し、いよいよ出版人としての責務と使命を痛感し、さらに多くの読者の要望と期待にこたえられるよう、ここに「知的生きかた文庫」の発刊を決意するに至った。

わが国は自由主義国第二位の大国となり、経済の繁栄を謳歌する一方で、生活・文化は安易に流れる風潮にある。いま、個人の生きかた、生きかたの質が鋭く問われ、また真の生涯教育が大きく叫ばれるゆえんである。

そしてまさに、良識ある読者に励まされて生まれた「知的生きかた文庫」こそ、この時代の要求を全うできるものと自負する。

本文庫は、読者の教養・知的成長に資するとともに、ビジネスや日常生活の現場で自己実現できるよう、手助けするものである。そして、そのためのゆたかな情報と資料を提供し、読者とともに考え、現在から未来を生きる勇気・自信を培おうとするものである。また、日々の暮らしに添える一服の清涼剤として、読書本来の楽しみを充分に味わっていただけるものも用意した。

良心的な企画・編集を第一に、本文庫を読者とともにあたたかく、また厳しく育ててゆきたいと思う。そして、これからを真剣に生きる人々の心の殿堂として発展、大成することを期したい。

一九八四年十月一日

押鐘冨士雄

知的生きかた文庫

子どもが一週間で変わる親の「この一言」

波多野ミキ

15万人以上が愛読したロングセラー！
「親の必読書」

子どもの才能を、もっともっと伸ばすために！
——母親がするべきこと。父親にできること

★こんな励ましが、子どもの自信を大きくする
★ありのままを認めるだけで、子どもは強くなる
★「無駄な叱り」はこれで減らせる
★子どもが「学校が楽しい」と思えるための方法

「心が強い子」は母親で決まる！

和田秀樹

「負けたくない！」——
「頑張る心」の上手な育て方

心が強いから、「勉強」もできる！
「いい友達」もできる！

子どもの将来は、能力や素質より、「心の強さ」で決まる！　そして、子どもの「心を強くできるの」は、母親だけ」なのです。「頑張る力」の伸ばし方、「得意なことを伸ばす」法、「逆境に負けない力」の育て方などなど、小学生を持つ母親必読の1冊！

C30034

知的生きかた文庫

なぜ「粗食」が体にいいのか

帯津良一
幕内秀夫

なぜサラダは体に悪い？——野菜でなくドレッシングを食べているからです。おいしい＋簡単な「粗食」が、あなたを確実に健康にします！

病気にならない全身の「ツボ」大地図帖

帯津良一
藤井直樹

誰でも自分で手軽にできる、温まる。安全で確かな効果があるツボを症状別に紹介。全身の「気と血」の流れが整います。痛み、ストレス解消、老化予防にも。

「全身の疲れ」がスッキリ取れる本

志賀一雅

「仕事は疲れる。でも、ゴルフは疲れない」のはなぜ？——「脳が最高に喜ぶ」コツ、「絶好調の自分」の作り方など、頭・体・心がすぐラクになる本！

疲れない体をつくる免疫力

安保徹

免疫学の世界的権威・安保徹が、「疲れない体」をつくる生活習慣をわかりやすく解説。ちょっとした工夫で、免疫力が高まり、「病気にならない体」が手に入る！

体がよみがえる「長寿食」

藤田紘一郎

〝腸健康法〟の第一人者、書き下ろし！年代によって体質は変わります。自分に合った食べ方をしながら「長寿遺伝子」を目覚めさせる食品を賢く摂る方法。

C50245

知的生きかた文庫

東城百合子
Yuriko Tojo

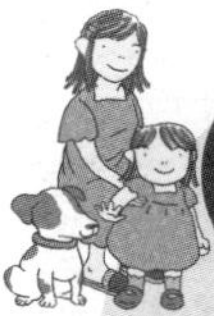

食生活が子どもの人生を変える

かしこく、強く、元気な子に育つ
“自然療法”

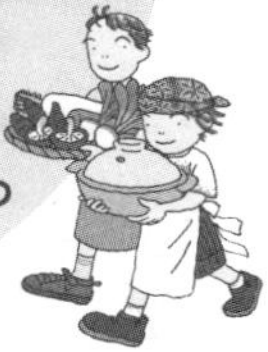

イラストレーション
高橋由為子

「自然治癒力」を高めて、
アレルギー、病気に負けない体と心をつくる！

- 体が丈夫で肌のきれいな子どもが生まれる「食事」
- 安産で元気に出産するために
- 集中力のある子どもに育つ〝玄米パワー〟
- 登校拒否の原因の多くは食の乱れにある
- なぜアトピー性皮膚炎の子どもが増えているのか
- 子どもが喜ぶ安全で美味しいおやつ

何歳から始めても遅すぎることはありません。

自然療法の第一人者、
東城百合子先生が教える
子どものための
「食生活」「手当て法」の決定版！

C10037